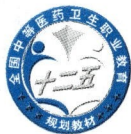

全国中等医药卫生职业教育"十二五"规划教材配套教学用书

生理学基础
实验指导与同步训练

（供护理、助产、药剂、医学检验技术、农村医学等专业用）

主　编　周溢彪（绍兴护士学校）
　　　　 侯　勇（四川中医药高等专科学校）

副主编　顾承麟（无锡卫生高等职业技术学校）
　　　　 王爱梅（南阳卫生职业技术学院）

编　委　（以姓氏笔画为序）
　　　　 左国云（普洱卫生学校）
　　　　 卢怀笋（广东省江门中医药学校）
　　　　 张艳华（牡丹江市卫生学校）
　　　　 阿米娜马木提（新疆喀什地区卫生学校）
　　　　 金　哨（温州护士学校）
　　　　 姜林芬（甘肃省中医学校）
　　　　 贾元红（西安市卫生学校）
　　　　 唐云安（四川中医药高等专科学校）
　　　　 谢晓丽（泰山护理职业学院）

中国中医药出版社
·北　京·

图书在版编目（CIP）数据

生理学基础实验指导与同步训练／周溢彪，侯勇主编. —北京：中国中医药
出版社，2013.10
全国中等医药卫生职业教育"十二五"规划教材配套教学用书
ISBN 978 - 7 - 5132 - 1621 - 0

Ⅰ.①生⋯　Ⅱ.①周⋯　②侯⋯　Ⅲ.①人体生理学—实验—中等专业学校—
教学参考资料　Ⅳ.①R33 - 33

中国版本图书馆 CIP 数据核字（2013）第 216464 号

中国中医药出版社出版
北京市朝阳区北三环东路 28 号易亨大厦 16 层
邮政编码　100013
传真　010 64405750
三河市双峰印刷装订有限公司印刷
各地新华书店经销

＊

开本 787 × 1092　1/16　印张 6.75　字数 146 千字
2013 年 10 月第 1 版　2013 年 10 月第 1 次印刷
书　号　ISBN 978 - 7 - 5132 - 1621 - 0

＊

定价　15.00 元
网址　www.cptcm.com

全国中等医药卫生职业教育"十二五"规划教材
专家指导委员会

前　言

"全国中等医药卫生职业教育'十二五'规划教材"由中国职业技术教育学会教材工作委员会中等医药卫生职业教育教材建设研究会组织，全国120余所高等和中等医药卫生院校及相关医院、医药企业联合编写，中国中医药出版社出版。主要供全国中等医药卫生职业学校护理、助产、药剂、医学检验技术、口腔修复工艺专业使用。

《国家中长期教育改革和发展规划纲要（2010－2020年)》中明确提出，要大力发展职业教育，并将职业教育纳入经济社会发展和产业发展规划，使之成为推动经济发展、促进就业、改善民生、解决"三农"问题的重要途径。中等职业教育旨在满足社会对高素质劳动者和技能型人才的需求，其教材是教学的依据，在人才培养上具有举足轻重的作用。为了更好地适应我国医药卫生体制改革，适应中等医药卫生职业教育的教学发展和需求，体现国家对中等职业教育的最新教学要求，突出中等医药卫生职业教育的特色，中国职业技术教育学会教材工作委员会中等医药卫生职业教育教材建设研究会精心组织并完成了系列教材的建设工作。

本系列教材采用了"政府指导、学会主办、院校联办、出版社协办"的建设机制。2011年，在教育部宏观指导下，成立了中国职业技术教育学会教材工作委员会中等医药卫生职业教育教材建设研究会，将办公室设在中国中医药出版社，于同年即开展了系列规划教材的规划、组织工作。通过广泛调研、全国范围内主编遴选，历时近2年的时间，经过主编会议、全体编委会议、定稿会议，在700多位编者的共同努力下，完成了5个专业61本规划教材的编写工作。

本系列教材具有以下特点：

1. 以学生为中心，强调以就业为导向、以能力为本位、以岗位需求为标准的原则，按照技能型、服务型高素质劳动者的培养目标进行编写，体现"工学结合"的人才培养模式。

2. 教材内容充分体现中等医药卫生职业教育的特色，以教育部新的教学指导意见为纲领，注重针对性、适用性以及实用性，贴近学生、贴近岗位、贴近社会，符合中职教学实际。

3. 强化质量意识、精品意识，从教材内容结构、知识点、规范化、标准化、编写技巧、语言文字等方面加以改革，具备"精品教材"特质。

4. 教材内容与教学大纲一致，教材内容涵盖资格考试全部内容及所有考试要求的知识点，注重满足学生获得"双证书"及相关工作岗位需求，以利于学生就业，突出中等医药卫生职业教育的要求。

5. 创新教材呈现形式，图文并茂，版式设计新颖、活泼，符合中职学生认知规律及特点，以利于增强学习兴趣。

6. 配有相应的教学大纲，指导教与学，相关内容可在中国中医药出版社网站

（www.cptcm.com）上进行下载。本系列教材在编写过程中得到了教育部、中国职业技术教育学会教材工作委员会有关领导以及各院校的大力支持和高度关注，我们衷心希望本系列规划教材能在相关课程的教学中发挥积极的作用，通过教学实践的检验不断改进和完善。敬请各教学单位、教学人员以及广大学生多提宝贵意见，以便再版时予以修正，使教材质量不断提升。

中等医药卫生职业教育教材建设研究会

中国中医药出版社

2013 年 7 月

编写说明

为了使医学、护理类中职学生更好地掌握生理学的基本技能与基本知识，尽快培养学生的实践能力并熟悉和适应国家执业资格的考试形式与方法，同时，为广大生理学教师提供教学辅助用书，我们组织编写了《生理学基础实验指导与同步训练》。

本书编写的宗旨是：以《生理学基础》"必需、实用、够用"为原则，实验指导精选必做实验，同步训练适当提高深度、广度，既为在校生辅助学习所用，又为学生参加国家执业资格考试提供帮助。

本书的各位编者都是长期在第一线从事生理学教学的骨干教师，大部分具有高级职称，在编写过程中参考并吸收了其他院校相关实验指导与同步训练的优点，同时也融入了各自在教学中的丰富经验，真正有利于生理学教学中的实验指导与作业训练。

本书共收经典实验指导 14 例和同步训练 621 道 A 型选择题，内容按绪论、细胞的基本功能、血液、血液循环、呼吸、消化与吸收、能量代谢与体温、尿的生成与排出、感觉器官、神经系统、内分泌系统、生殖系统 12 章的顺序排列，A 型选择题符合护理专业执业资格考试题型。

本书在编写过程中，得到了中国中医药出版社及参编学校领导的大力支持，在此，谨表示衷心感谢。

由于编写时间紧，编者水平有限，错误和疏漏在所难免，恳请使用本书的广大师生提出宝贵意见，以便再版时修订。

《生理学基础实验指导与同步训练》编委会

2013 年 6 月

目　录

第二部分　生理学基础同步训练

第一部分　生理学基础实验指导

第一部分 生理学基础实验指导

实验一 反射弧的分析

【实验目的】

分析反射弧的组成部分，说明反射弧的完整性与反射活动的关系。

【实验对象】

蛙或蟾蜍。

【实验原理】

反射弧结构与功能的完整是实现反射活动的必要条件。反射弧由感受器、传入神经、神经中枢、传出神经和效应器 5 个部分组成，其中任何一部分的结构或功能受到破坏，反射活动均不出现。

【实验用品】

蛙解剖器械、铁支架、双凹夹、肌夹、小烧杯、0.5% 与 1% 硫酸液、滤纸片、药用棉等。

【实验步骤】

1. **脊蛙的制备** 用粗剪刀将蛙脑剪去，保留脊髓。以棉球堵塞创口止血，用肌夹将蛙下颌夹住挂在铁支架上（实验图 1-1）。待蛙四肢松软后，进行以下实验。

2. **检查右侧屈腿反射** 用盛在小烧杯中的 0.5% 硫酸液刺激蛙右足趾，观察有无屈腿反射。

3. **剥去右侧足趾皮肤** 环绕右下腿切开皮肤，彻底剥去该下肢皮肤，重复步骤 2，观察有无屈腿反射。再刺激左足趾，观察有无屈腿反射。

4. **剪断左侧坐骨神经** 取下脊蛙，俯卧蛙板上，在左大腿背面做一纵形皮肤切口，用玻璃针分开股二头肌和半膜肌，钩出坐骨神经并剪断，再将蛙挂起。待蛙安静后，用 0.5% 硫酸液刺激左足趾，观察有无屈腿反射。

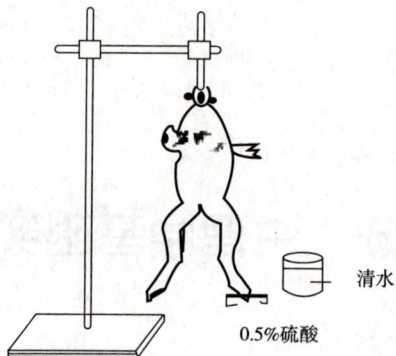

清水
0.5%硫酸

实验图 1-1

5. **检查搔扒反射**　用浸在 1% 硫酸液的滤纸片贴于蛙腹部皮肤，观察有何反应。

6. **捣毁脊髓**　用金属探针插入脊蛙椎管捣毁脊髓，再重复步骤 5，观察有何反应。

【注意事项】

1. 用硫酸刺激蛙足趾的时间只能是几秒钟，以免损伤皮肤；每次浸入硫酸的面积应一致，注意足趾不应触及小烧杯的底或边缘。

2. 每次硫酸刺激出现反应后，蛙足应立即用水清洗，并用纱布擦干，以免硫酸被稀释。

3. 剥皮时，注意足趾的皮肤必须剥干净。

【结果分析】

1. 解释每项结果产生的原因。

2. 通过本实验证明了什么问题？

3. 区别反射与反应有何不同？

实验二　ABO 血型的鉴定

【实验目的】

学会鉴定 ABO 血型的方法，观察红细胞凝集现象，加深理解血型分型的依据及鉴定的意义。

【实验对象】

人。

【实验原理】

A 凝集原与 A 凝集素相遇或 B 凝集原与 B 凝集素相遇时发生凝集反应。用已知的标准血清,即 A 型标准血清(含抗 B 抗体)、B 型标准血清(含抗 A 抗体),去鉴定受试者红细胞上未知的抗原,根据是否发生红细胞凝集反应来确定血型。

【实验用品】

A 型和 B 型标准血清、双凹玻片、玻璃蜡笔、采血针、75% 酒精、棉球、牙签、显微镜等。

【实验步骤】

1. **标记玻片** 取干净双凹玻片 1 张,用玻璃蜡笔在玻片两端分别标明 A、B 字样。

2. **滴加血清** 在玻片 A 端、B 端中央滴加抗 A 和抗 B 标准血清各 1 滴,注意切不可混淆。

3. **消毒采血** 消毒耳垂或指端后,用消毒采血针刺入消毒处皮肤,取血 1~2 滴,分别涂在玻片的 A 型和 B 型标准血清中,用牙签将血液与血清混匀,注意切不可用一根牙签在两侧血清中搅拌。

4. **观察反应** 放置 10~15 分钟后用肉眼观察有无凝集现象,肉眼不易分辨时用低倍镜观察。

5. **判断结果** 根据有无凝集现象判定血型(实验图 2-1)。

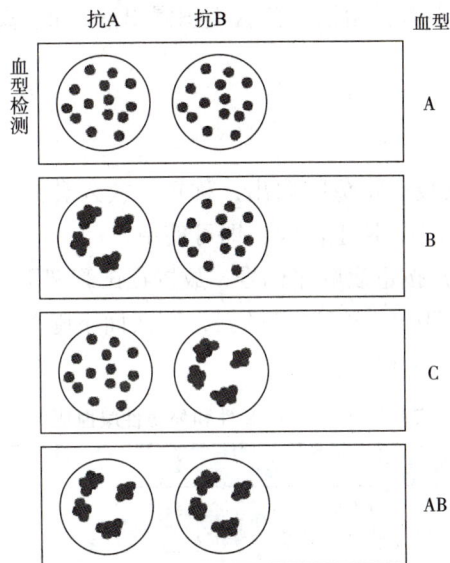

实验图 2-1 ABO 血型检查结果判断

【注意事项】

1. 采血针及皮肤必须严格消毒。
2. 两种标准血清切不可相混。
3. 注意区别凝集现象,肉眼分别不清时使用低倍镜进行辨别。

实验三 血液凝固和影响血液凝固的因素

【实验目的】

观察血液凝固的基本过程及加速或延缓血液凝固的一些因素，准确记录实验结果，学习一种测定血液凝固时间的方法。

【实验对象】

家兔。

【实验原理】

血液凝固需要许多凝血因子参与，凝血过程分为内源性和外源性两条途径。由于两种途径参与凝血因子的种类与数量不同，故所需时间不同。提高或降低凝血酶活性都会影响凝血速度，应用抗凝剂去除某些凝血因子可达到抗凝目的。

【实验用品】

5ml 小试管及试管架、40℃水浴箱、10℃水浴箱、蜡笔、烧杯、秒表、棉花、石蜡油、0.1%肝素溶液、1%草酸钾溶液、兔脑组织浸出液 5ml、离心机、血浆、血清。

【实验步骤】

1. 取静脉血制备血浆、血清。

2. 制备兔脑组织浸出液。将兔脑取出，称重，放入乳钵中研磨；然后按每克组织加 10ml 生理盐水混匀，离心，取上清液，即可使用。

3. 取 4 个试管（5ml）按下表顺序标号，放置在试管架上，并准备好各试管中所要求的不同物品。然后每隔 20 秒钟将试管倾斜，若液面不随着倾斜，则表示已凝固，记下凝固所需时间（实验表 3-1）。

实验表 3-1 内源性和外源性凝血比较

试管号	1	2	3	4
血浆	0.5ml	0.5ml	0.5ml	—
血清	—	—	—	0.5ml
脑组织浸出液	—	—	2滴	2滴
0.9% NaCl	2滴	2滴	—	—
3% NaCl	2滴	—	—	—
3% CaCl$_2$	—	2滴	2滴	2滴
血液凝固时间(分)				

4. 观察影响血液凝固的因素。取 6 个试管（5ml）按下表顺序标号，放置在试管架上，并按实验条件分别在试管中加入不同物品。抽 6ml 血，分别注入 6 支试管内各 1ml，记下开始时间。每隔 20 秒倾斜试管 1 次，观察试管内血液是否凝固，准确记下凝血时间（实验表 3 - 2）。

实验表 3 - 2　影响血液凝固的因素

试管号	实验条件	血液凝固时间（分）
1	放棉花少许	
2	用石蜡油润滑试管内表面	
3	加温（置于 40℃水浴箱）	
4	降温（置于 10℃水浴箱）	
5	加入 0.1%肝素溶液 0.1ml	
6	加入 1%草酸钾溶液 0.1ml	

5. 对各管凝固所需的时间进行比较，判断血液凝固时间是被加速还是被延缓。

【注意事项】

1. 拿试管时用拇指、食指捏住试管上端，不要握住试管的底部，以免手的温度影响结果。

2. 各管内所加物品量要准确，否则影响实验结果。

实验四　人体心音的听取

【实验目的】

了解听诊器的结构，学会听诊器的使用方法；了解心音的听诊部位；学会分辨第一心音和第二心音。

【实验对象】

人。

【实验原理】

心音是心动周期中由心肌收缩、心瓣膜关闭等引起振动所产生的声音，经组织传到胸壁。将听诊器置于心前区的胸壁上，在每一心动周期中可听见两个声音，即第一心音和第二心音。

【实验用品】

听诊器。

【实验步骤】

将听诊器胸件置于受试者心前区的胸壁上，即可听取心音。

1. 确定听诊部位

（1）受试者解开上衣，面向亮处，静坐。检查者坐在其对面。

（2）观察（或用手触诊）受试者心尖搏动的位置和范围。

（3）对照实验图 4－1 确定心音听诊的各个部位。

①二尖瓣听诊区　左侧第 5 肋间锁骨中线稍内侧（心尖搏动处）。

②三尖瓣听诊区　胸骨右缘第 4 肋间或胸骨剑突下。

③主动脉瓣第一听诊区　胸骨右缘第 2 肋间。

④肺动脉瓣听诊区　胸骨左缘第 2 肋间。

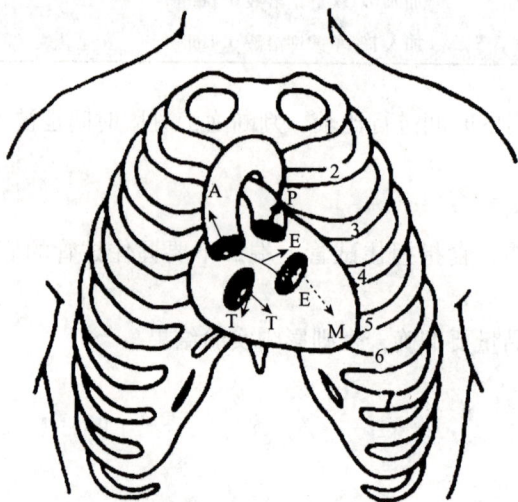

实验图 4－1　常用的心脏听诊区

M：二尖瓣区；A：主动脉瓣区；E：主动脉瓣第二听诊区；P：肺动脉瓣区；T：三尖瓣区

2. 听心音

（1）检查者戴好听诊器，注意听诊器耳件的弯曲方向应与外耳道一致。用右手的拇指、食指和中指轻持听诊器的胸件，紧贴受试者胸壁，以与胸壁不产生摩擦为度，依次进行听诊。通常顺序是二尖瓣区→主动脉瓣区→肺动脉瓣区→三尖瓣区。

（2）注意区分两个心音，比较在不同部位听诊时两个心音的强弱。

（3）听诊内容：心率、心律、区分收缩期和舒张期。

【注意事项】

1. 室内必须保持安静。

2. 听诊器橡皮管勿与衣物等摩擦，以免影响听诊。

3. 注意呼吸音对心音听诊的影响。

【结果分析】

1. 第一心音和第二心音形成的主要原因是什么？它们的出现分别标志着什么？
2. 通过实验你认为可从哪些方面判断第一心音或第二心音？

实验五　人体动脉血压的测量

【实验目的】

学习并初步掌握间接测量人体动脉血压的方法和原理。

【实验对象】

人。

【实验原理】

间接法测量动脉血压的原理是使用血压计的袖带在所测动脉外施加压力、阻断血流，再根据血管音的变化来测定血压。通常血液在血管内流动时听不到声音，但如果在血管外施加压力使血管变窄，则血流通过狭窄处形成涡流可发出声音。因此，可以根据血管音的变化来测量动脉血压。测量人体动脉血压最常用的方法是使用血压计间接测量。测定人体肱动脉血压时（实验图5-1），当缠于上臂血压计袖带内压力超过收缩压时，完全阻断了肱动脉的血流，此时在肱动脉的远端（袖带下）听不到声音，也触不到肱动脉的搏动。当徐徐放气减小袖带内压，在其压力降低到低于肱动

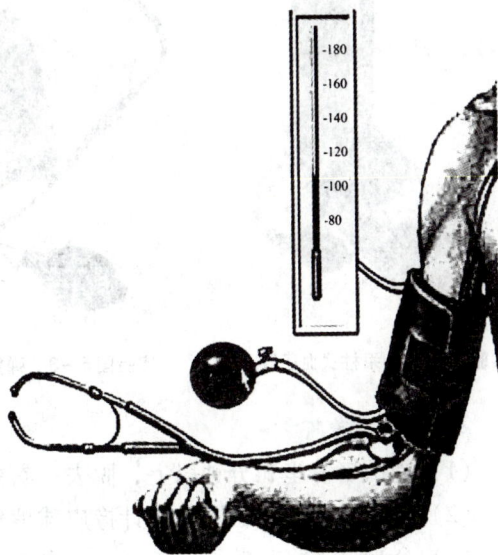

实验图5-1　人体动脉血压的测量

脉收缩压的瞬间，在心脏收缩时，动脉内有少量血流通过被压迫变窄的肱动脉，形成涡流，能在肱动脉的远端听到声音和触到搏动。故恰好可以完全阻断血液的最小外加压力（即发生第一次声音时的压力）相当于收缩压。此时袖带内压力的读数为收缩压。若继续放气，当袖带内的压力越接近于舒张压，通过的血流量也越多，血流持续时间越长，听到的声音也越清晰。当袖带内压力等于或稍低于舒张压的瞬间，血管内血流由断续流动变为连续流动，此时声音音调会突然降低或声音消失，脉搏也随之恢复正常，此时袖带内的压力为舒张压。

【实验用品】

血压计、听诊器。

【实验步骤】

1. 熟悉血压计的结构　常用的血压计有 3 种类型（实验图 5 - 2 ~ 实验图 5 - 4），即汞柱式血压计、弹簧式血压计和电子血压计。它们均由检压计、袖带和橡皮充气球 3 部分组成。汞柱式血压计的检压计是一个标有压力刻度为 0 ~ 300mmHg（0 ~ 40kPa）的玻璃管（1mmHg = 0.133kPa，1kPa = 7.5mmHg），上端与大气相通，下端和水银槽相通。袖带为包布套的长方形橡皮囊，借橡皮管分别和检压计的水银槽及橡皮充气球相通。橡皮充气球是一个带有螺丝帽的橡皮囊，关紧阀门时打气，袖带内压力上升，松开阀门时袖带放气减压。

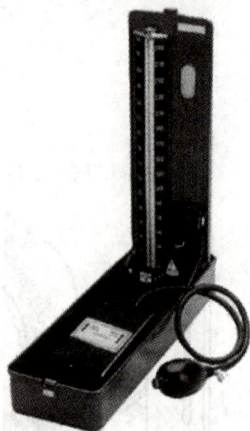

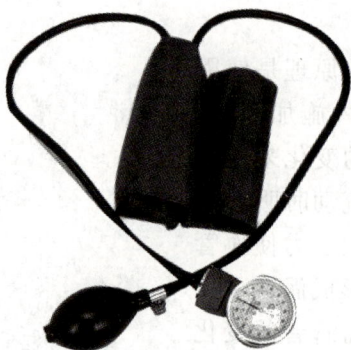

実验图 5 - 2　汞柱式血压计　　　　实验图 5 - 3　弹簧式血压计　　　　实验图 5 - 4　电子血压计

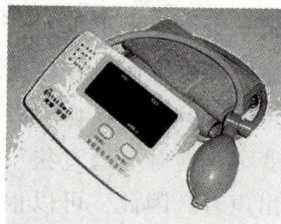

2. 测量动脉血压

（1）受试者静坐 5 分钟以上，脱去一衣袖。

（2）打开血压计，松开血压计橡皮球螺丝，驱出袖带内残留气体后再拧紧螺丝帽。

（3）令受试者将前臂平放于桌上，掌心向上，使前臂、心脏与血压计"0"刻度基本在同一水平位。

（4）将袖带缠在该上臂，松紧适宜。袖带下缘至少在肘关节上 2cm 处，开启水银槽开关。

（5）先用手指在受试者肘窝内侧触及肱动脉搏动，然后将听诊器耳件紧贴外耳道口，其弯曲方向与外耳道一致，即略向前弯曲，一手持听诊器胸件将其置于肱动脉搏动处（袖带外）。

（6）测量收缩压：挤压橡皮球将空气打入袖带内，使检压计上的水银柱逐步上升至听诊器听不到脉搏音为止。继续打气使水银再上升 20 ~ 30mmHg，随即慢慢松开橡皮球螺丝帽，连续缓慢放气，在观察水银柱缓慢下降的同时仔细听诊，当开始听到"嘣"

样的第一声动脉音时，检压计上水银柱所指的刻度即为收缩压。

（7）测量舒张压：继续缓慢放气，动脉音先由低到高逐渐增强，而后又突然减弱，最后完全消失。在声音突然由强变弱的瞬间，检压计上水银柱所指刻度即代表舒张压。

（8）记录血压：血压的记录常以收缩压/舒张压 mmHg 表示。如收缩压和舒张压分别为 110mmHg 和 70mmHg 时，记为 110/70mmHg。

【注意事项】

1. 室内务必保持安静，测量血压前需嘱受试者静坐放松，以排除体力活动及精神紧张对血压的影响。

2. 袖带宽度应为 12cm，袖带缠绕不能太紧或太松。听诊器胸件最好用膜型。安放时既不能压得太重，也不能接触过松，更不能压在袖带底下进行测定。

3. 需要连续测定 2～3 次，取其最低值或平均值。重复测定时，袖带内压力必须降至零后再打气。

4. 发现血压超过正常范围时，应将袖带解下，让被测者休息 10 分钟后再测。

5. 血压计用毕，关闭水银槽，将袖带内气体驱尽、卷好，放置盒内，以防玻璃管折断。

【结果分析】

1. 如何判定收缩压和舒张压？
2. 正常成人的血压数值是多少？

实验六　影响动脉血压的因素

【实验目的】

观察家兔颈部迷走神经和减压神经以及肾上腺素等体液因素对心血管活动的影响，验证心血管活动的神经－体液调节机制。

【实验对象】

家兔。

【实验原理】

心血管活动受神经－体液因素的调节，通过动脉血压的变化来观察影响动脉血压的因素。

【实验用品】

兔手术台、哺乳动物手术器械、动脉插管、动脉夹、水银检压计、记纹器或二道记录仪、双凹夹、铁支柱、电磁标、保护电极、电刺激器、注射器、有色丝线、20% 氨基甲酸乙酯、肝素（1000U/ml）、1∶10000 肾上腺素、1∶10000 去甲肾上腺素及生理盐水等。

【实验步骤】

1. 实验准备

（1）**仪器装置**　按要求装置好仪器，用记录仪描记。

（2）**动物麻醉与固定**　用 20% 氨基甲酸乙酯按 1g/kg 的剂量从耳缘静脉缓缓注入。麻醉后，将动物背位固定于手术台上，剪去颈部手术野的毛，以便进行手术。

（3）**动物手术**　在颈部沿正中线切开皮肤 5～7cm，用止血钳分离皮下组织暴露胸舌骨肌，再用止血钳于正中线分开肌肉，即可暴露出气管。用止血钳将气管上方的皮肤肌肉拉开，即可在气管两侧见到与气管平行的左、右颈总动脉。颈总动脉旁有一束神经与动脉相伴而行，这束神经中包含迷走神经、交感神经及减压神经。小心分离颈动脉鞘，仔细识别 3 条神经，其中迷走神经最粗、交感神经较细、减压神经最细。一般先分离颈总动脉及迷走神经，然后分离减压神经和交感神经。每条神经分离出 2～3cm，在各条神经下穿一条不同颜色的丝线以便区分。颈总动脉下亦穿一条丝线备用。本实验可分离左侧颈总动脉以测量血压，分离右侧颈总动脉和神经以便夹闭与刺激。在上述手术过程中均须注意及时止血。

（4）**动脉插管**　插管前应先检查插管有无破裂、开口处是否光滑、粗细选择是否合适，然后加入少许抗凝剂待用。钝性分离左颈总动脉，尽可能分离靠动物头侧的动脉，并在其远心端穿线结扎；以动脉夹夹住动脉的近心端。在结扎处与动脉夹之间的动脉长度愈长愈好，一般至少有 3cm 左右。在此段血管下穿一条丝线以备插管插入后结扎用。用锐利的眼科剪刀在尽可能靠远心端结扎处做一斜形切口，约切开管径的一半。然后将动脉插管向心脏方向插入血管，用已穿好的丝线扎紧插入血管的插管尖嘴部分，并以同一丝线在插管的侧管上缚紧固定，以防插管从插入处滑出。插好后应保持插管与动脉的朝向一致，防止血管壁被插管口刺破。在腹股沟用手指摸到股动脉搏动处，顺血管方向切开皮肤 4～5cm，分离股动脉，然后以同样方法插一玻璃套管（内盛抗凝剂），以备放血用（实验图 6-1）。

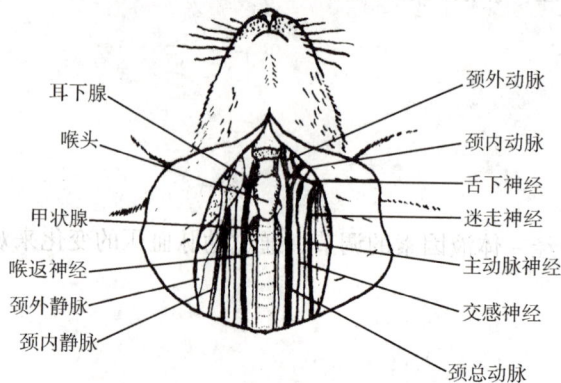

实验图 6-1　兔颈部神经、血管的解剖部位

（5）**记录血压**　将水银检压计的下侧管与动脉插管之主管以橡皮管相连接。用注射器通过动脉插管侧管上的短橡皮管向插管内注入生理盐水，以除去插管及与之相通的橡皮管、检压计中的全部空气，不让气泡残留其中。然后封闭水银检压计的上侧管，并继续向该管道系统中注入等渗盐水，使检压计的水银面上升到 13.3 ~ 16.0kPa（100 ~ 120mmHg）的读数处。封闭动脉插管侧管，移去注射器。此时，动脉插管中液体已有 13.3 ~ 16.0kPa（100 ~ 120mmHg）的压力。若此压力能维持不变，说明该系统无漏水现象，方可进行下一步实验。打开动脉夹，立即有血液从动脉内冲入动脉插管，水银检压计的水银随之上下移动，同时检压计上的笔尖也随之上下移动。调整笔尖与记纹器纸面的接触紧密程度，使笔尖既能移动自如，又能在纸面上描出清晰的曲线，即可观察动脉血压的变化。

2. **观察正常血压曲线**

（1）**心波（一级波）**　由心脏舒缩而引起的血压波动，与心率一致。在家兔因心率过快、水银检压计惯性过大，比较难以观察到。

（2）**呼吸波（二级波）**　由呼吸时肺的张缩所引起的血压波动，故与呼吸节律一致。

3. **实验项目**

（1）用动脉夹夹闭右侧颈总动脉 15 秒，观察血压有何变化。然后开放动脉夹，观察血压的变化。

（2）刺激右侧减压神经（不切断），观察血压的变化。然后用两条丝线在神经中部结扎，并于两结扎间将神经剪断，用保护电极以同样的电流分别刺激剪断的中枢端与外周端，观察血压有何变化。

（3）结扎右侧迷走神经，于结扎线的头侧用小剪刀将神经剪断，然后用保护电极刺激其外周端，观察血压有何变化。

（4）从耳缘静脉注入 1∶10000 肾上腺素 0.3ml，观察血压有何变化。

（5）从耳缘静脉注入 1∶10000 去甲肾上腺素 0.2ml，观察血压有何变化。

（6）股动脉放血 20 ~ 30ml，观察血压有何变化。然后静脉注射生理盐水 40 ~ 60ml，观察血压有何变化。

【注意事项】

1. 每项实验须待血压恢复正常后进行，以作对照。
2. 麻醉动物注意保温和观察一般情况，以防意外死亡。
3. 应用去甲肾上腺素时，注意血压过高易造成失血过多和水银冲出。

【结果分析】

1. 剪贴或描绘血压变化曲线，并标以适当图注。
2. 将每项实验结果填入表格，并加以分析解释。
3. 简述减压反射在保持动脉血压相对稳定中如何起作用。

4. 分析、区别肾上腺素和去甲肾上腺素对心、血管作用的特点。

5. 分析失血为什么引起血压下降？动物机体出现哪些代偿性反应？

实验七　人体肺活量的测定

【实验目的】

学习测量肺通气功能的方法，了解肺活量计的构造。

【实验对象】

人。

【实验原理】

肺活量是测量肺通气功能的指标之一。它是利用肺活量计收集呼出气体而测定的。

【实验用品】

肺活量计、75%酒精、棉球、镊子等。

【实验步骤】

1. 熟悉肺活量计的结构，调试好肺活量计，并学习其使用方法。

2. 用75%酒精棉球消毒吹嘴，并练习深呼吸数次。

3. 受试者用最大力量吸气后向吹嘴内尽量呼气，直至不能再呼出气体时为止。此时肺活量计中所指示的刻度即为肺活量值。

4. 共测量3次，以其中最大值为准。

【注意事项】

1. 控制住鼻、口腔漏气，亦可用手或鼻夹捏住（夹住）鼻子。

2. 检查肺活量计是否完好，并注意测试前浮筒应调试到正常的位置。

实验八　呼吸运动的调节

【实验目的】

观察氧分压、二氧化碳分压及 H^+ 浓度等若干因素对家兔呼吸运动的影响，加深理解这些因素的变化对呼吸运动的调节作用。

【实验对象】

家兔。

【实验原理】

呼吸运动能够有节律地进行，并与机体代谢水平相适应，主要是由于体内外各种刺激可以通过外周或中枢化学感受器或者直接作用于呼吸中枢，反射性地调节呼吸运动的结果。

【实验用品】

生物信号采集系统 BL-410 或 BL-420、呼吸换能器、哺乳类动物手术器械、兔手术台、Y 形气管插管、长胶管、钠石灰、CO_2 气袋、20% 氨基甲酸乙酯溶液、3% 乳酸溶液、0.9% NaCl 溶液、纱布、丝线、注射器。

【实验步骤】

1. 手术准备

（1）麻醉固定　家兔称重后，用 20% 氨基甲酸乙酯溶液麻醉（5ml/kg），由耳缘静脉缓慢注射，注射过程中注意观察动物的肌张力、呼吸频率、角膜反射的情况，防止麻醉过深，麻醉剂量以角膜反射消失为准。将麻醉好的家兔仰卧位固定于手术台上。

（2）手术　用粗剪刀剪去颈部手术部位的被毛，沿甲状软骨下缘颈部正中切开一5~7cm 纵向切口，分离出气管做气管插管，并同时分离出两侧迷走神经 2~3cm，穿双线备用，用温热生理盐水纱布覆盖手术野。

2. 连接实验装置　
打开生物信号采集系统，选择"实验项目"→"呼吸实验"→"呼吸运动调节"实验模块，单击工具条上的"开始"按钮，开始实验。

3. 观察项目

（1）描记正常呼吸运动曲线　启动生物信号采集系统的记录按钮，记录一段正常呼吸运动曲线。注意辨认吸气、呼气曲线的波形方向，认真观察呼吸的频率和深度。

（2）增加吸入气中 CO_2　将气管插管开口侧与 CO_2 气袋的橡皮口相对，打开 CO_2 气袋上的螺旋开关，使一部分 CO_2 进入气管内，观察呼吸运动有何变化。

（3）增大无效腔　将气管插管开口侧连接一长约 50cm 的胶管，使无效腔增大，观察其对呼吸运动的影响。

（4）增加血液中 H^+ 浓度　由耳缘静脉注射 3% 乳酸溶液 0.2~0.5ml，观察呼吸运动的变化。

（5）迷走神经对呼吸运动的调节作用　先剪断一侧迷走神经，观察呼吸运动的改变；再剪断另一侧迷走神经，对比切断迷走神经前后呼吸深度、频率的变化。

【注意事项】

1. 麻醉药注射量要准，注射速度慢，以免过量引起动物死亡。

2. 每做完一项实验，都应等待动物呼吸恢复正常后，再做下一项实验，以便对照。

3. 当吸入 CO_2 引起呼吸运动明显变化时，应立即停止吸入。

4. 气管插管时要注意止血，保持呼吸道通畅。

【结果分析】

1. 解释每项结果产生的原因。

2. 通过本实验证明了什么问题？

实验九　影响尿生成的因素

【实验目的】

通过观察影响家兔尿生成的因素，加深对尿的生成过程及各种因素对尿生成影响机制的理解。

【实验对象】

家兔。

【实验原理】

尿的生成过程包括肾小球的滤过、肾小管和集合管的重吸收和分泌作用。凡能影响这三个环节的因素，均可引起尿的质和量发生变化。

【实验用品】

哺乳动物手术器材 1 套、二道生理记录仪或记纹鼓、血压换能器、水银检压计、电磁标、记滴器、电刺激器、保护电极、注射器、试管、试管夹、酒精灯、烧杯、纱布、线、细输尿管插管 1 对、膀胱插管、0.9% NaCl 溶液、20% 葡萄糖溶液、1.5% 戊巴比妥钠、1∶10000 去甲肾上腺素、血管升压素、速尿、班氏糖定性试剂、3.8% 柠檬酸溶液或肝素。

【实验步骤】

1. 从家兔的耳缘静脉注入 1.5% 戊巴比妥钠（30～40mg/kg）进行麻醉，麻醉后将兔仰卧固定在兔手术台上。

2. 颈部手术和血压描记与实验六相同，分离右侧迷走神经，穿一线备用。

3. 尿液收集可采用膀胱插管法或输尿管插管法。

（1）膀胱插管法在耻骨联合前方，沿正中线做长 2～3cm 的皮肤切口，沿腹白线剪开腹腔，将膀胱移出体外，在膀胱顶部做一个荷包缝合，在缝线中心做一小切口，插入膀胱插管，收紧缝线关闭其切口，膀胱插管通过橡皮管与记滴装置相连。

（2）输尿管插管法在耻骨联合上方，沿正中线做 4cm 的皮肤切口，沿腹白线剪开腹壁暴露膀胱，用手轻轻拉出膀胱，在其底部找出双侧输尿管，用线在双侧输尿管近膀胱处分别进行结扎。在结扎上方各剪一小口，将两根充满生理盐水的细输尿管插管向肾的方向分别插入输尿管，然后用线结扎固定。手术完毕，用 38℃ 热盐水纱布覆盖切口，将两根细插管并在一起与记滴装置相连。

4. 实验项目：

（1）观察正常血压和尿滴　调试好二道生理记录仪或记纹鼓，记录一段正常血压曲线和尿液滴数作对照。

（2）静脉注射生理盐水　由耳缘静脉注入 38℃ 生理盐水 20ml，观察血压和尿量有何变化。

（3）刺激迷走神经外周端　剪断右迷走神经，用保护电极以中等强度的电刺激反复刺激其外周端，观察血压下降且维持在 50mmHg 左右约 30 秒，观察尿量有何变化。

（4）静脉注射 1:10000 去甲肾上腺素　静脉注射 1:10000 去甲肾上腺素 0.5ml，观察血压和尿量有何变化。

（5）静脉注射血管升压素　静脉注射血管升压素 2U，观察血压和尿量有何变化。

（6）静脉注射 20% 葡萄糖溶液　取尿液 2 滴，用班氏糖定性试剂做尿糖定性试验后，由耳缘静脉注入 20% 葡萄糖溶液 5ml，观察血压和尿量的变化。待尿量明显变化后再取尿 2 滴做尿糖定性试验。

（7）静脉注射速尿　静脉注射速尿（5mg/kg），观察尿量有何变化。

（8）股动脉放血　分离一侧股动脉，插入动脉插管进行放血，使血压迅速降至 50mmHg 左右，观察尿量有何变化。

（9）补充生理盐水　从静脉迅速补充生理盐水 20~30ml，观察血压和尿量的变化。

【注意事项】

1. 本实验要做多次静脉注射，应注意保护耳缘静脉。静脉穿刺应从耳尖开始，逐步移向耳根。

2. 手术操作应轻柔，避免出现损伤性尿闭。输尿管插管一定要插入管腔内，不要误入管壁的肌层与黏膜之间。

3. 每进行一项实验，均应等待血压和尿量基本恢复到对照值后再进行。

【结果分析】

1. 将实验结果填入下表（实验表 9-1）：

实验项目	血压[kPa(mmHg)]		尿量(滴/分)	
	实验前	实验后	实验前	实验后
① 静注 38℃ 等渗盐水 20ml				
② 刺激迷走神经外周端				
③ 静注 1:10000 去甲肾上腺素 0.5ml				
④ 静注血管升压素 2U				
⑤ 尿糖定性试验				
⑥ 静注 20% 葡萄糖溶液 5ml				
⑦ 尿糖定性试验				
⑧ 静注速尿(5mg/kg)				
⑨ 股动脉放血约 20ml				
⑩ 迅速补充 38℃ 生理盐水 20~30ml				

2. 分析 1、6、8、10 项引起尿量增多的机理有何不同。

3. 讨论去甲肾上腺素、血管升压素可使血压升高，而为什么尿量减少？

4. 比较水利尿和渗透性利尿有何区别。

实验十　视力测定

【实验目的】

学会视力测定的方法和步骤，熟悉远视力检测的记录方法。

【实验对象】

人。

【实验原理】

通常以能分辨两点间的最小视角来衡量视力，视角为 1 分角时的视力为正常视力。标准对数视力表上 5.0 的"E"字符，在距 5m 处看，其每一笔画的宽度和两笔画的空隙的宽度各形成 1 分视角。能正确辨认这一行的字符，表明此时能分辨的视角等于 1 分角，为正常视力。

【实验用品】

标准对数远视力表、遮眼板、指示棒。

【实验步骤】

1. 检查距离 5m，在光线明亮的诊室中进行。

2. 受试者手持遮眼板，遮住一眼，并嘱其尽量不要眯眼，先测右眼，再测左眼。

3. 检查者由上至下依次进行检查，鼓励受试者尽量读出尽可能小的视标，直至有一行中半数读错时停止该眼的检查，该行的上一行则为受试者的视力。

4. 遮盖受试者的右眼，重复上述步骤，检查左眼视力。

5. 如果在检查时，发现受试者不能看清视力表上最大的视标，则让受试者走近视力表直至能看清视标为止，记录其走近的距离。

【实验结果】

记录实验的实际视力。

视力的记录有多种方法，如小数记录法、5 分记录法等，根据所用视力表规定的记录方法进行记录。举例：远视力：右眼 0.8，左眼 1.0。

如果受试者必须走近视力表，才能辨清最大的视标，则记录其距离为分子，检查距离为分母，得出其视力值。

实验十一　色觉检查

【实验目的】

检查受试者的色觉分辨能力，学会色觉检查方法。

【实验对象】

人。

【实验原理】

色觉分辨能力与视网膜上的视锥细胞功能有关。

【实验用品】

色盲检查图。

【实验步骤】

1. 检查距离 30cm，在充足的自然光线下进行。
2. 受试者手持遮眼板遮住一眼，先检查右眼，再检查左眼。
3. 每次翻一页，要求受试者在 5 秒内能辨认每一页上的数字或者图形。
4. 遮盖受试者的右眼，同法检测左眼。

【实验结果】

分别记录各眼所能阅读辨认的页数，并记录所用的色盲本的版本。当受试者出现辨别错误或者在 10 秒内不能辨认的时候，可翻阅色盲本后面的说明，以确定受试者是属于哪种类型的色盲或色弱。

实验十二　视野测定

【实验目的】

通过实际操作，初步掌握视野的检查方法，了解视野检测的意义。

【实验对象】

人。

【实验原理】

视野是指单眼固定注视一点所看到的空间范围。同一光照条件下，用不同颜色的目标物测得的视野大小不一样，依次为：白色 > 蓝色 > 红色 > 绿色。

【实验用品】

弧形视野计、不同颜色的视标、视野图纸。

【实验步骤】

1. 受试者背光而坐，下颌按要求放在托颌架上，调整高度，用遮眼板遮盖左眼，先检查右眼。

2. 被检眼注视视野计中心的白点，检查者手拿白色视标由周边慢慢向中心移动，记录视标由看不见到刚好看见的弧度值，然后记录由看得见到视标又消失的弧度值。

3. 测定次序：上方、下方、鼻侧、颞侧，然后其他 4 个方向，也就是转动弧形计的弧形支架 45°，一共依次检查 8 个方向。

4. 按照上面的方法，再进行蓝色、红色、绿色视标的检查。

5. 右眼检查完成后，同法检查左眼。

【实验结果】

分别将记录下的弧度值连成曲线，即可得出受检眼底视野范围。正常的视野范围是颞侧 90°、鼻侧 60°、上方 55°、下方 70°。视标不同，则视野范围不同，白色、蓝色、红色、绿色视野依次递减 10°左右。

实验十三　瞳孔反射检查

【实验目的】

观察眼在强光照射或视近物时瞳孔的变化情况，学会瞳孔反射的检查方法。

【实验对象】

人。

【实验原理】

眼看近物时，可反射性引起瞳孔缩小，称为瞳孔近反射。眼受到强光照射时，可反射性引起瞳孔缩小，称为瞳孔对光反射。

【实验用品】

手电筒、远距视标、近视力表、遮眼板。

【实验步骤】

1. 降低环境照明亮度，使检查者能刚好看清受试者瞳孔。让受试者看远视力表上最大的视标。

2. 先观察受试者双眼瞳孔，记录其大小。

3. 检查瞳孔直接对光反射：把手电筒的光投入受试者一眼，观察该眼瞳孔缩小反应的速度和大小，移开手电筒，可观察到瞳孔慢慢恢复到原来大小。

4. 检查瞳孔间接对光反射：把遮眼板放于受试者双眼之间，隔开双眼视野，再将手电筒的光投入受试者的右眼，可观察到左眼的瞳孔也随之缩小。

5. 检查瞳孔近反射：让受试者继续看远视力表上的视标，这时，检查者拿近视力表距离受试者 10~40cm，让受试者从远视力表转移到看近视力表，这时可以立即观察到受试者瞳孔的收缩反应。

6. 观察受试者双眼瞳孔在检查时是否呈圆形。

【实验结果】

如果瞳孔反射正常，则记录为正常。如果在检查中发现瞳孔反应异常，则应该分别进行记录，例如在大小、形状、速度上不等。

实验十四 人体腱反射检查

【实验目的】

熟悉人体腱反射的检查方法，以加深对牵张反射作用机制的理解。

【实验对象】

人。

【实验原理】

牵张反射是最简单的躯体运动反射，包括肌紧张和腱反射两种类型。腱反射是指快速牵拉肌腱时发生的牵张反射。腱反射是一种单突触反射，其感受器是肌梭，中枢在脊髓前角，效应器主要是肌肉收缩较快的快肌纤维成分。腱反射的减弱或消退，常提示反射弧的传入、传出通路或脊髓反射中枢的损害或中断。而腱反射的亢进，则提示高位中枢的病变。因此，临床上常通过检查腱反射来了解神经系统的功能状态。

【实验用品】

叩诊锤。

【实验步骤】

1. **受试者准备**　受试者应予以充分合作，避免精神紧张和意识性控制，四肢保持对称、放松。如果受试者精神或注意力集中于检查部位，可使反射受到抑制。此时，可用加强法予以消除。最简单的加强法是让受试者主动收缩所要检查反射以外的其他肌肉。

2. **肱二头肌反射**　受试者取端坐位，检查者用左手托住受试者右肘部，左前臂托住受试者的前臂，并以左手拇指按于受试者的右肘部肱二头肌肌腱上，然后用叩诊锤叩击检查者自己的左拇指。正常反应为肱二头肌收缩，表现为前臂呈快速的屈曲动作（实验图 14 - 1 左）。

3. **肱三头肌反射**　受试者上臂稍外展，前臂及上臂半屈成90°。检查者以左手托住其右肘部内侧，然后用叩诊锤轻叩尺骨鹰嘴的上方 1 ~ 2cm 处的肱三头肌肌腱。正常反应为肱三头肌收缩，表现为前臂呈伸展运动（实验图 14 - 1 右）。

4. **膝跳反射**　受试者取坐位，双小腿自然下垂悬空。检查者以右手持叩诊锤，轻叩膝盖下股四头肌肌腱。正常反应为小腿伸直动作（实验图 14 - 2 左）。

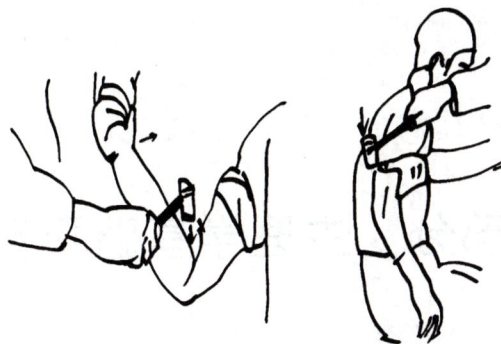

实验图 14 - 1 肱二头肌和肱三头肌腱反射

5. 跟腱反射 受试者跪于椅子上，下肢于膝关节部位呈直角屈曲，踝关节以下悬空。检查者以叩诊锤轻叩跟腱。正常反应为腓肠肌收缩，足向跖面屈曲（实验图 14 - 2 右）。

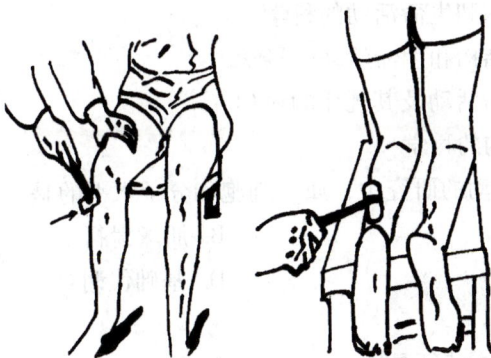

实验图 14 - 2 膝跳反射和跟腱反射

【注意事项】

1. 检查者动作要轻缓，消除受试者紧张情绪。
2. 受试者不要紧张，四肢肌肉放松。
3. 每次叩击的部位要准确，叩击的力度要适中。

【结果分析】

1. 通过本实验证明了什么问题？
2. 以人体膝跳反射为例，说明从叩击股四头肌肌腱到引起小腿伸直动作的全过程。

第二部分　生理学基础同步训练

第一章　绪论

1. 生理学是指　　　　　　　　　　　　　　　　　　　　（　　）
   A. 研究机体结构和生命活动的科学
   B. 研究细胞结构和生命活动的科学
   C. 研究生物体结构和生命活动的科学
   D. 研究机体生命活动及其规律的科学
   E. 研究机体结构的科学

2. 下列生理功能活动的研究中，属于细胞和分子水平的是　（　　）
   A. 条件反射　　　　　　　　B. 肌丝滑行
   C. 心脏射血　　　　　　　　D. 基础代谢
   E. 血压形成

3. 生命活动的最基本特征是　　　　　　　　　　　　　　（　　）
   A. 生长发育　　　　　　　　B. 收缩性
   C. 新陈代谢　　　　　　　　D. 兴奋性
   E. 生殖

4. 引起组织发生反应的最小刺激强度称为　　　　　　　　（　　）
   A. 兴奋性　　　　　　　　　B. 阈强度
   C. 阈刺激　　　　　　　　　D. 阈电位
   E. 兴奋性

5. 关于刺激与反应的叙述正确的是　　　　　　　　　　　（　　）
   A. 组织接受刺激后必然出现反应
   B. 组织一旦发生反应就出现兴奋活动
   C. 组织接受刺激后所发生的一切变化称为反应
   D. 反应必须有中枢神经的参与
   E. 引起组织发生反应的最小刺激强度称为阈刺激

6. 刺激传出神经引起肌肉收缩属于　　　　　　　　　　　（　　）
   A. 反应　　　　　　　　　　B. 反射

   C. 正反馈   D. 负反馈

   E. 兴奋性

7. 衡量组织兴奋性高低的指标是   (   )

   A. 刺激的时间   B. 刺激的强度

   C. 阈值的大小   D. 刺激的频率

   E. 腺体分泌的多少

8. 在人体内称为可兴奋组织的是   (   )

   A. 心肌和骨骼肌   B. 神经和骨骼肌

   C. 腺体和心肌   D. 神经、肌肉和腺体

9. 机体内环境是指   (   )

   A. 细胞内液   B. 细胞外液

   C. 体液   D. 血液

   E. 血浆

10. 机体内环境的稳态是指   (   )

   A. 细胞外液理化因素保持不变

   B. 细胞内液理化因素保持不变

   C. 细胞内液的成分保持相对稳定

   D. 细胞外液的成分及理化性质保持相对稳定

   E. 细胞内液的理化性质在一定范围内波动

11. 正常人体细胞外液占体重的   (   )

   A. 15%   B. 20%   C. 30%   D. 40%   E. 5%

12. 神经调节的基本方式是   (   )

   A. 反射   B. 反应   C. 反馈   D. 适应   E. 调节

13. 神经调节的特点是   (   )

   A. 快速而精确   B. 固定而持久

   C. 灵敏而持久   D. 缓慢而高效

   E. 广泛而持久

14. 来自肾上腺髓质的肾上腺素使心脏活动增强属于   (   )

   A. 神经调节   B. 体液调节

   C. 自身调节   D. 反馈调节

   E. 适应调节

15. 维持机体某种生理功能相对稳定的调节方式主要是   (   )

   A. 神经调节   B. 体液调节

   C. 负反馈   D. 正反馈

   E. 自身调节

16. 反射弧中效应器的主要功能是   (   )

   A. 接受刺激   B. 整合分析信息

    C. 产生反应   D. 传导信息

    E. 接受刺激和产生反应

17. 反射弧中接受信息的部分是

    A. 感受器   B. 效应器

    C. 传入神经   D. 传出神经

    E. 中枢

18. 破坏动物中枢神经系统后，下列何种现象会消失   (   )

    A. 反应   B. 反射   C. 兴奋   D. 抑制

    E. 反馈

19. 下列关于反射的叙述，错误的是   (   )

    A. 必须有中枢神经系统的参与   B. 其结构基础是反射弧

    C. 包括非条件反射和条件反射   D. 只要中枢存在，刺激即可引起反射

    E. 反射是神经调节的基本方式

20. 受调节部分反过来对调节部分的影响，称为   (   )

    A. 神经调节   B. 体液调节

    C. 自身调节   D. 控制作用

    E. 反馈作用

21. 下列生理过程中，属于正反馈调节的是   (   )

    A. 排尿反射   B. 减压反射

    C. 体温调节   D. 血糖浓度的调节

    E. 甲状腺激素水平的调节

22. 关于负反馈的叙述，正确的是   (   )

    A. 是控制部分对受控部分的反馈

    B. 调节过程不可逆

    C. 可使生理活动不断加强

    D. 其结果使生理过程稳定于正常水平

    E. 分娩是典型例子

23. 负反馈的特点是   (   )

    A. 反馈作用使原效应作用减弱

    B. 反馈作用与原效应作用相反

    C. 反馈信息使原控制信息减弱

    D. 效应作用使反馈作用减弱

    E. 反馈作用使原效应作用增强

24. 血压突然升高引起心跳变慢而弱的原因是   (   )

    A. 神经调节   B. 体液调节

    C. 自身调节   D. 负反馈

    E. 正反馈

25. 关于正反馈的叙述，正确的是　　　　　　　　　　　（　　）
    A. 维持内环境稳态
    B. 使某种生理过程不断加快、加强，直至完成
    C. 是神经调节中的主要机制
    D. 是体液调节中的主要机制
    E. 体温调节是正反馈的典型例子

第二章　细胞的基本功能

1. 主动转运和被动转运的最根本区别是　　　　　　　　　（　　）
    A. 主动转运需消耗能量
    B. 被动转运需消耗能量
    C. 主动转运需依靠膜特殊蛋白质
    D. 被动转运不依靠膜特殊蛋白质
    E. 转运物质的大小不同

2. 受体存在于　　　　　　　　　　　　　　　　　　　（　　）
    A. 细胞膜　　　　　　　　　　B. 细胞质
    C. 细胞核　　　　　　　　　　D. 细胞器
    E. 细胞膜或细胞内

3. 人体内 CO_2 和 NH_3 移出细胞膜是通过　　　　　　　　（　　）
    A. 单纯扩散　　　　　　　　　B. 载体转运
    C. 通道转运　　　　　　　　　D. 主动转运
    E. 入胞和出胞作用

4. 安静状态下，细胞膜内 K^+ 向膜外移动属于　　　　　　　（　　）
    A. 单纯扩散　　　　　　　　　B. 载体转运
    C. 通道转运　　　　　　　　　D. 主动转运
    E. 入胞和出胞作用

5. 受体的化学本质是　　　　　　　　　　　　　　　　（　　）
    A. 脂肪　　　　　　　　　　　B. 蛋白质
    C. 糖类　　　　　　　　　　　D. 核酸
    E. ATP

6. 钠泵的化学本质是　　　　　　　　　　　　　　　　（　　）
    A. 载体蛋白　　　　　　　　　B. Na^+-K^+ 依赖式 ATP 酶
    C. 受体蛋白　　　　　　　　　D. 糖蛋白
    E. 球蛋白

7. 细胞膜两侧 Na^+、K^+ 分布不均匀的原因是 （　　）
   A. 膜对 Na^+、K^+ 通透性不同　　　　B. Na^+ – K^+ 泵的作用
   C. 载体转运的结果　　　　　　　　　D. 通道转运的结果
   E. 受体作用结果

8. 葡萄糖顺浓度差进入细胞是通过 （　　）
   A. 单纯扩散　　　　　　　　　B. 易化扩散
   C. 主动转运　　　　　　　　　D. 入胞作用
   E. 出胞作用

9. 氧气进入组织细胞属于 （　　）
   A. 主动转运　　　　　　　　　B. 通道扩散
   C. 载体扩散　　　　　　　　　D. 单纯扩散
   E. 出胞作用

10. Na^+ 由细胞内运出细胞外属于 （　　）
    A. 主动转运　　　　　　　　　B. 通道扩散
    C. 载体扩散　　　　　　　　　D. 单纯扩散
    E. 出胞作用

11. 细胞外液中的主要阳离子是 （　　）
    A. K^+　　　　　　　　　　　B. Na^+
    C. Ca^{2+}　　　　　　　　　　D. Mg^{2+}
    E. Fe^{2+}

12. 细胞内液中的主要阳离子是 （　　）
    A. K^+　　　　　　　　　　　B. Na^+
    C. Ca^{2+}　　　　　　　　　　D. Mg^{2+}
    E. Fe^{2+}

13. 下列哪项不是载体转运的特点 （　　）
    A. 特异性　　　　　　　　　　B. 饱和性
    C. 竞争性抑制　　　　　　　　D. 需耗能
    E. 不需耗能

14. 下列哪项不是通道转运的特点 （　　）
    A. 顺浓度差转运离子　　　　　B. 顺浓度差转运氨基酸
    C. 不需耗能　　　　　　　　　D. 具有特异性
    E. 有电压门控和化学门控

15. 下列哪项为耗能过程 （　　）
    A. O_2 进入细胞　　　　　　　B. Na^+ 内流入细胞
    C. Na^+ 外流出细胞　　　　　　D. K^+ 外流出细胞
    E. CO_2 出细胞

16. 需消耗能量的细胞膜转运方式是 （　　）
    A. 单纯扩散　　　　　　　　　B. 通道转运
    C. 载体转运　　　　　　　　　D. 主动转运
    E. 易化扩散

17. 下列关于钠泵生理作用的叙述，错误的是 （　　）
    A. 逆浓度差和电位差将进入细胞内的 Na^+ 移出膜外
    B. 顺浓度差使细胞外的 K^+ 转入膜内
    C. 由于从膜内移出 Na^+，可防止水分子进入细胞内
    D. 造成细胞内高 K^+，使许多代谢反应得以进行
    E. 可造成膜两侧的离子势能储备

18. 物质在特殊的细胞膜蛋白质帮助下顺电化学梯度通过细胞膜的过程属于（　　）
    A. 单纯扩散　　　　　　　　　B. 易化扩散
    C. 主动转运　　　　　　　　　D. 入胞作用
    E. 出胞作用

19. 在物质转运中，不属于被动转运的特点是 （　　）
    A. 需要膜蛋白帮助　　　　　　B. 不需消耗能量
    C. 顺浓度差或电位差转运　　　D. 需消耗能量
    E. 转运物质既可是脂溶性也可是非脂溶性

20. 大分子蛋白质跨膜转运的方式是 （　　）
    A. 单纯扩散　　　　　　　　　B. 载体转运
    C. 通道转运　　　　　　　　　D. 主动转运
    E. 入胞、出胞作用

21. 细胞安静时存在于细胞膜两侧的电位差称为 （　　）
    A. 跨膜电位　　　　　　　　　B. 静息电位
    C. 局部电位　　　　　　　　　D. 动作电位
    E. 阈电位

22. 静息电位是指 （　　）
    A. 安静时细胞膜内不同部位的电位差
    B. 安静时细胞外两点之间的电位差
    C. 静息状态下细胞膜内外两侧的电位差
    D. 生物体在安静状态下表面两点的电位差
    E. 兴奋状态下细胞膜内外两侧的电位差

23. 细胞在安静状态，膜对其通透性最大的离子是 （　　）
    A. K^+　　　　　B. Ca^{2+}　　　　　C. Na^+　　　　　D. Cl^-　　　　　E. Fe^{2+}

24. 静息电位产生的主要原因是 （　　）
    A. K^+ 外流　　　　　　　　B. Ca^{2+} 内流
    C. Na^+ 内流　　　　　　　　D. Cl^- 内流

E. Fe^{2+}内流

25. 形成静息电位的 K^+ 外流通过哪种形式转运　　　　　　　（　　）
    A. 单纯扩散　　　　　　　　B. 通道转运
    C. 载体转运　　　　　　　　D. 主动转运
    E. 入胞和出胞作用

26. 静息电位形成的前提条件是细胞在安静状态下　　　　　　　（　　）
    A. 细胞膜两侧存在 Na^+ 浓度差
    B. 细胞膜两侧存在 K^+ 浓度差
    C. 细胞膜对 Na^+ 通透性大
    D. 细胞膜对 K^+ 通透性大
    E. 细胞膜两侧存在 K^+ 浓度差和细胞膜对 K^+ 通透性大

27. 安静时膜电位处于内负外正的状态称为　　　　　　　　　（　　）
    A. 极化　　　　　　　　　　B. 去极化
    C. 复极化　　　　　　　　　D. 超极化
    E. 反极化

28. 以静息电位为基准，膜内电位负值增大称为　　　　　　　　（　　）
    A. 极化　　　　　　　　　　B. 去极化
    C. 复极化　　　　　　　　　D. 超极化
    E. 反极化

29. 以静息电位为基准，膜内电位负值减小称为　　　　　　　　（　　）
    A. 极化　　　　　　　　　　B. 去极化
    C. 复极化　　　　　　　　　D. 超极化
    E. 反极化

30. 细胞发生去极化后，膜内电位再恢复到静息电位时的极化状态称为　（　　）
    A. 极化　　　　　　　　　　B. 去极化
    C. 复极化　　　　　　　　　D. 超极化
    E. 反极化

31. 膜电位变为内正外负的状态称为　　　　　　　　　　　　（　　）
    A. 极化　　　　　　　　　　B. 去极化
    C. 复极化　　　　　　　　　D. 超极化
    E. 反极化

32. 极化与静息电位都标志着细胞处于哪种状态　　　　　　　　（　　）
    A. 兴奋　　　　B. 抑制　　　　C. 安静　　　　D. 激活
    E. 运动

33. 关于动作电位的描述，错误的是　　　　　　　　　　　　（　　）
    A. 包括上升支和下降支
    B. 膜电位由内正外负迅速转变为内负外正

  C. 上升支由 Na^+ 内流引起

  D. 下降支由 K^+ 外流引起

  E. 动作电位可沿细胞膜迅速扩布

34. 动作电位上升支产生的原因是   (   )

  A. K^+ 外流   B. Ca^{2+} 内流

  C. Na^+ 内流   D. Cl^- 内流

  E. Fe^{2+} 内流

35. 动作电位下降支产生的主要原因是   (   )

  A. K^+ 外流   B. Ca^{2+} 内流

  C. Na^+ 内流   D. Cl^- 内流

  E. Fe^{2+} 内流

36. 当细胞受刺激，膜去极化达到阈电位水平时可激活   (   )

  A. Na^+ 通道   B. K^+ 通道

  C. Ca^{2+} 通道   D. Na^+ 通道和 K^+ 通道

  E. Cl^- 通道

37. 可兴奋组织产生兴奋的共同标志是   (   )

  A. 肌肉收缩   B. 腺体分泌

  C. 产生神经冲动   D. 产生动作电位

  E. 产生局部电位

38. 阈电位是指   (   )

  A. 造成膜对 K^+ 通透性突然增大的临界膜电位值

  B. 造成膜对 Na^+ 通透性开始增大的临界膜电位值

  C. 造成膜对 K^+ 通透性开始增大的临界膜电位值

  D. 造成膜对 Na^+ 通透性突然增大的临界膜电位值

  E. 造成膜对 Na^+、K^+ 通透性突然增大的临界膜电位值

39. 引起细胞膜对 Na^+ 通透性突然增大，产生动作电位的临界膜电位值为   (   )

  A. 阈电位   B. 后电位

  C. 静息电位   D. 动作电位

  E. 局部电位

40. 沿神经纤维传导着的动作电位的幅度   (   )

  A. 不规则   B. 增大

  C. 减小   D. 不变

  E. 先增大，后减小

41. 骨骼肌收缩的结构和功能的基本单位是   (   )

  A. 粗肌丝   B. 细肌丝

  C. 肌原纤维   D. 肌小节

  E. 终池

42. 横桥必须和哪种蛋白结合才能激活 ATP 酶　　　　　　　(　)
    A. 肌动蛋白　　　　　　　　B. 原肌球蛋白
    C. 肌球蛋白　　　　　　　　D. 肌钙蛋白
    E. 白蛋白

43. 肌细胞中的三联管结构指的是　　　　　　　　　　　　(　)
    A. 每个横管及其两侧的肌小节　B. 每个纵管及其两侧的横管
    C. 每个横管及其两侧的终池　　D. 横管、纵管和肌浆网
    E. 横管、纵管和肌小节

44. 骨骼肌细胞兴奋 – 收缩耦联的关键因子是　　　　　　　(　)
    A. Na^+　　　　　B. Ca^{2+}　　　　C. K^+　　　　　　　D. Cl^-
    E. Fe^{2+}

45. 骨骼肌兴奋 – 收缩耦联的结构基础是　　　　　　　　　(　)
    A. 横管　　　　　　　　　　B. 纵管
    C. 肌小节　　　　　　　　　D. 肌浆网
    E. 三联管

46. 当新刺激落在肌肉前一个收缩进程的舒张期时引起　　　(　)
    A. 等长收缩　　　　　　　　B. 等张收缩
    C. 单收缩　　　　　　　　　D. 不完全强直收缩
    E. 强直收缩

47. 有关易化扩散的叙述，错误的是　　　　　　　　　　　(　)
    A. 物质从膜的高浓度侧向低浓度侧转运
    B. 有机小分子物质的转运是以载体为中介
    C. 离子的转运是以通道为中介
    D. 对转运的物质具有特异性
    E. 转运过程需要耗能

48. 不需要细胞膜蛋白质帮助的物质转运过程是　　　　　　(　)
    A. Na^+ 和 K^+ 逆浓度差通过细胞膜　B. Na^+ 的跨膜扩散
    C. K^+ 的跨膜扩散　　　　D. 葡萄糖进入组织细胞
    E. 氧气进入红细胞

49. 下列哪项是不需要耗能的物质转运过程　　　　　　　　(　)
    A. K^+ 进入细胞内　　　　　B. Na^+ 运出细胞外
    C. 神经递质的释放　　　　　D. Na^+ 进入细胞内
    E. 胃蛋白酶原的分泌

50. 下列哪项物质的转运方式不属于入胞或出胞作用　　　　(　)
    A. 白细胞吞噬细菌　　　　　B. 胰蛋白酶原的分泌
    C. 运动神经释放乙酰胆碱　　D. 二氧化碳进入红细胞
    E. 甲状腺素的分泌

51. 下列不属于易化扩散的过程是　　　　　　　　　　（　　）
    A. 形成静息电位 K$^+$ 的外流　　B. 终池的 Ca^{2+} 进入肌浆
    C. 氨基酸进入细胞内　　D. 蛋白质由细胞内运出细胞外
    E. Na$^+$ 进入细胞内

52. 有关载体扩散的叙述，错误的是　　　　　　　　　（　　）
    A. 顺浓度差转运　　B. 具有高度特异性
    C. 具有饱和性　　D. 存在竞争性抑制
    E. 只转运大分子物质

53. 有关钠泵的叙述错误的是　　　　　　　　　　　　（　　）
    A. 其本质是 Na$^+$ – K$^+$ 依赖式 ATP 酶
    B. 当细胞内 K$^+$ 过多或细胞外 Na$^+$ 过多可使其激活
    C. 钠泵一旦被激活，便能将细胞内多余的 Na$^+$ 泵出细胞外，细胞外多余的 K$^+$ 泵回细胞内
    D. 钠泵是细胞膜中的镶嵌蛋白质
    E. 当细胞内 Na$^+$ 过多或细胞外 K$^+$ 过多可使其激活

54. 关于静息电位的叙述，错误的是　　　　　　　　　（　　）
    A. 静息电位相当于 K$^+$ 的电 – 化学平衡电位
    B. 静息状态下细胞膜对 K$^+$ 的通透性增大
    C. 静息状态下，细胞膜内为正而细胞膜外为负
    D. 是由于 K$^+$ 外流形成的
    E. K$^+$ 跨膜转运的动力是细胞膜内外 K$^+$ 的浓度差

55. 有关动作电位传导的叙述，错误的是　　　　　　　（　　）
    A. 动作电位是以局部电位而传导的
    B. 动作电位的传导速度与刺激强度无关
    C. 动作电位幅度愈大，传导速度愈快
    D. 离体神经的兴奋传导是单向的
    E. 兴奋的传导是不衰减的

56. 关于动作电位的叙述，错误的是　　　　　　　　　（　　）
    A. 是细胞兴奋的标志　　B. 其上升相是去极化和反极化过程
    C. 其下降相是复极化过程　　D. 细胞接受刺激后必定产生动作电位
    E. 动作电位的产生是全或无的

57. 下列关于神经纤维动作电位的叙述，错误的是　　　（　　）
    A. 动作电位是跨膜电位之一　　B. 上升相包括去极化和反极化
    C. 上升相是 Na$^+$ 外流产生的　　D. 下降相是 K$^+$ 外流产生的
    E. 阈下刺激不能产生动作电位

58. 关于肌丝滑行过程的叙述，错误的是　　　　　　　（　　）
    A. 第一步是肌浆内 Ca^{2+} 浓度升高

    B. 第二步是 Ca^{2+} 与肌钙蛋白结合，解除位阻效应

    C. 第三步是激活横桥 ATP 酶

    D. 第四步是粗肌丝向细肌丝间滑行

    E. 肌小节长度缩短

59. 肌肉受到连续的短促刺激可引起 （　　）

    A. 单收缩   B. 强直收缩

    C. 等长收缩   D. 等张收缩

    E. 双收缩

60. 关于载体转运与通道转运共同点的叙述，错误的是 （　　）

    A. 由细胞膜高浓度一侧向低浓度一侧转运

    B. 需要膜蛋白质帮助

    C. 具有特异性

    D. 不需要耗能

    E. 既可转运离子也可以转运有机小分子物质

第三章　血液

1. 有关血液的正常参考值，正确的是 （　　）

    A. 血红蛋白（男）120～160g/L

    B. 血小板数（10～30）×10^9/ml

    C. 白细胞计数（40～100）×10^9/ml

    D. 血液 pH 值7.4±0.5

    E. 红细胞（4.5～5.5）×10^{12}/ml

2. 正常成年人的血量占体重的 （　　）

    A.7%～8%   B. 20%

    C.40%   D. 40%～50%

    E.60%

3. 血液的黏滞性，主要取决于其中的 （　　）

    A. 红细胞   B. 白细胞

    C. 血浆蛋白   D. 无机盐

    E. 血小板

4. 含有肝素和组胺的血细胞是 （　　）

    A. 红细胞   B. 嗜碱性粒细胞

    C. 嗜酸性粒细胞   D. 嗜中性粒细胞

    E. 白细胞

5. 体内血浆蛋白减少，可能发生　　　　　　　　　　（　　）

    A. 红细胞皱缩   B. 红细胞增大

    C. 组织液减少   D. 组织液增多

    E. 红细胞破裂

6. 体重为60kg的正常人，其体内血量约为　　　　　　（　　）

    A. 2.6 L   B. 3.5 L

    C. 4.2~4.8 L   D. 6 L

    E. 7 L

7. 大面积烧伤患者宜补充　　　　　　　　　　　　　　（　　）

    A. 血浆   B. 白蛋白

    C. 缺什么补什么   D. 血小板悬液

    E. 浓缩的红细胞悬液

8. 下列选项与血浆蛋白的作用无关的是　　　　　　　（　　）

    A. 形成血浆胶体渗透压   B. 血液凝固

    C. 运输激素、维生素   D. 运输 O_2

    E. 免疫作用

9. 血浆与组织液成分的主要区别是　　　　　　　　　（　　）

    A. K^+ B. 蛋白质

    C. Na^+ D. Cl^-

    E. 氯化钠

10. 有关血浆蛋白的生理功能的叙述，错误的是　　　　（　　）

    A. 参与凝血和抗凝   B. 参与机体免疫

    C. 缓冲血浆酸碱度   D. 形成血浆胶体渗透压

    E. 维持细胞内外水平衡

11. 下列关于血浆渗透压的叙述，正确的是　　　　　　（　　）

    A. 数值约为200mOsm   B. 与0.5%葡萄糖溶液的渗透压相等

    C. 胶体渗透压大于晶体渗透压   D. 与9% NaCl 溶液的渗透压相等

    E. 血浆胶体渗透压在维持血容量中有重要作用

12. 血浆胶体渗透压大约为　　　　　　　　　　　　　（　　）

    A. 15mmHg   B. 25mmHg

    C. 35mmHg   D. 60mmHg

    E. 180mmHg

13. 形成血浆晶体渗透压的主要物质是　　　　　　　　（　　）

    A. NaCl   B. 葡萄糖

    C. 蛋白质   D. $NaHCO_3$

    E. 尿素

14. 血浆晶体渗透压明显降低时会导致 （　　）

    A. 组织液增多   B. 红细胞膨胀

    C. 红细胞皱缩   D. 红细胞不变

    E. 体液减少

15. 血清与血浆的主要区别是 （　　）

    A. 血小板的有无   B. 红细胞的有无

    C. 抗凝物质的有无   D. 纤维蛋白原的有无

    E. 激素的有无

16. 下列关于血浆的叙述正确的是 （　　）

    A. 血浆中没有代谢产物

    B. 血浆本身不具有凝固功能

    C. 血浆中加入柠檬酸钠后血浆不会再凝固

    D. 血浆是从凝固的血液中分离出来的液体

    E. 血浆中各种电解质的浓度与细胞内液相同

17. 血浆渗透压的大小，主要取决于其中的 （　　）

    A. 蛋白质   B. 葡萄糖

    C. 无机盐   D. 非蛋白氮

    E. 尿素氮

18. 构成血浆胶体渗透压的主要物质是 （　　）

    A. 白蛋白   B. 球蛋白

    C. 纤维蛋白原   D. 凝血酶原

    E. 血细胞

19. 红细胞的主要功能是 （　　）

    A. 缓冲血液中的酸碱物质   B. 运输代谢产物

    C. 运输营养物质   D. 运输氧和二氧化碳

    E. 决定血型

20. 正常成人红细胞数女性少于男性主要是由于 （　　）

    A. 女性骨髓造血功能低   B. 女性肾脏释放促红细胞生成素少

    C. 女性体重轻   D. 女性红细胞破坏多

    E. 以上都不是

21. 红细胞比容是指 （　　）

    A. 红细胞与血浆容积之比

    B. 红细胞与血管容积之比

    C. 红细胞在血液中所占的容积百分比

    D. 红细胞与白细胞体积之比

    E. 红细胞与血小板体积之比

22. 红细胞悬浮稳定性差就会发生　　　　　　　　　　　（　　）
    A. 溶血　　　　　　　　　　B. 叠连
    C. 脆性增加　　　　　　　　D. 血栓形成
    E. 脆性小

23. 引起血沉减慢的主要原因是　　　　　　　　　　　　（　　）
    A. 血细胞比容增大
    B. 血细胞比容减小
    C. 血浆白蛋白、卵磷脂含量增多
    D. 血浆纤维蛋白原、白蛋白、胆固醇含量减少
    E. 血浆纤维蛋白原、球蛋白、胆固醇含量增多

24. 正常情况下红细胞的寿命约为　　　　　　　　　　　（　　）
    A. 90 天　　　　　　　　　　B. 100 天
    C. 120 天　　　　　　　　　 D. 7 ~ 14 天
    E. 10 ~ 14 天

25. 胚胎发育早期的造血器官是　　　　　　　　　　　　（　　）
    A. 骨髓　　　　　　　　　　B. 卵黄囊
    C. 肾脏　　　　　　　　　　D. 小肠
    E. 肝、脾

26. 促红细胞生成素的作用是　　　　　　　　　　　　　（　　）
    A. 促进小肠对维生素 B_{12} 吸收　　B. 促进骨髓造血
    C. 刺激睾丸分泌雄激素　　　D. 抑制红细胞的破坏
    E. 促进小肠对糖的吸收

27. 血管外破坏红细胞的主要场所是　　　　　　　　　　（　　）
    A. 肾和肝　　　　　　　　　B. 淋巴结
    C. 肺　　　　　　　　　　　D. 脾和肝
    E. 胸腺和骨髓

28. 血沉加快主要是由于　　　　　　　　　　　　　　　（　　）
    A. 血细胞比容增大　　　　　B. 血小板数量增多
    C. 血浆白蛋白增多　　　　　D. 血糖浓度升高
    E. 血浆球蛋白增多

29. 促红细胞生成素主要产生于　　　　　　　　　　　　（　　）
    A. 肝脏　　　　　　　　　　B. 肾脏
    C. 脾脏　　　　　　　　　　D. 骨髓
    E. 肺

30. 急性化脓菌感染时，显著增多的是　　　　　　　　　（　　）
    A. 红细胞　　　　　　　　　B. 血小板
    C. 嗜碱性粒细胞　　　　　　D. 单核细胞

E. 中性粒细胞

31. 能释放组胺的细胞是 （　　）
    A. 嗜碱性粒细胞 　　　B. 嗜中性粒细胞
    C. 淋巴细胞 　　　D. 嗜酸性粒细胞
    E. 单核 – 巨噬细胞

32. 淋巴细胞主要参与 （　　）
    A. 纤溶过程 　　　B. 过敏反应
    C. 吞噬过程 　　　D. 特异性免疫反应
    E. 对蠕虫的免疫反应

33. 嗜酸性粒细胞主要参与 （　　）
    A. 凝血过程 　　　B. 过敏反应
    C. 吞噬过程 　　　D. 细胞免疫
    E. 对蠕虫的免疫反应

34. 嗜碱性粒细胞主要参与 （　　）
    A. 纤溶过程 　　　B. 过敏反应
    C. 吞噬过程 　　　D. 体液免疫
    E. 凝血过程

35. 下列吞噬能力最强的细胞是 （　　）
    A. 嗜酸性粒细胞 　　　B. 单核细胞
    C. 巨噬细胞 　　　D. 嗜中性粒细胞
    E. 中性粒细胞

36. 人体主要的造血原料是 （　　）
    A. 维生素 B_{12} 　　　B. 叶酸
    C. 铁和叶酸 　　　D. 铁和维生素 B_{12}
    E. 蛋白质和铁

37. 下列关于血小板的描述，错误的是 （　　）
    A. 具有黏附和聚集作用 　　　B. 由骨髓中成熟的单核细胞脱落形成
    C. 平均寿命为 7 ~ 14 天 　　　D. 可以释放某些凝血因子
    E. 如果数量过少时可导致皮肤和黏膜下出现淤点

38. 血小板减少性紫癜是由于血小板 （　　）
    A. 不易黏附血管内膜 　　　B. 不易吸附凝血因子
    C. 使血块回缩出现障碍 　　　D. 释放血管活性物质不足
    E. 不能修复和保持血管内皮细胞的完整性

39. 血小板减少时会出现 （　　）
    A. 出血时间延长
    B. 出现时间缩短
    C. 出现时间正常，凝血时间延长

D. 出现时间延长，凝血时间缩短

E. 出现时间延长，毛细血管通透性降低

40. 参与生理性止血的血细胞是 （　　）

    A. 红细胞   B. 巨噬细胞

    C. 淋巴细胞   D. 血小板

    E. 嗜碱性粒细胞

41. 下列为血液凝固的主要步骤的是 （　　）

    A. 凝血酶原形成→凝血酶形成→纤维蛋白原形成

    B. 凝血酶原形成→凝血酶形成→纤维蛋白形成

    C. 凝血酶原激活物形成→凝血酶形成→纤维蛋白形成

    D. 凝血酶原激活物形成→凝血酶原形成→纤维蛋白形成

    E. 凝血酶原激活物形成→凝血酶形成→纤维蛋白原形成

42. 血液凝固的内源性途径与外源性途径的主要区别在于 （　　）

    A. 启动方式和参与的凝血   B. 凝血酶激活过程

    C. 纤维蛋白形成过程   D. 有无血小板参与

    E. 有无 Ca^{2+} 参与

43. 外源性凝血的启动因子是 （　　）

    A. 因子Ⅻ   B. 因子Ⅹ

    C. 因子Ⅲ   D. 因子Ⅴ

    E. 因子Ⅶ

44. 内源性凝血的启动因子是 （　　）

    A. 因子Ⅻ   B. 因子Ⅹ

    C. 因子Ⅲ   D. 因子Ⅴ

    E. 因子Ⅶ

45. 存在于组织中的凝血因子是 （　　）

    A. 因子Ⅲ   B. 因子Ⅳ

    C. 因子Ⅶ   D. 因子Ⅷ

    E. 因子Ⅻ

46. 血液中多种凝血因子合成均在 （　　）

    A. 肝脏   B. 小肠

    C. 血细胞   D. 骨髓

    E. 心肌

47. 缺乏维生素 K 不会造成哪种凝血因子缺乏 （　　）

    A. 因子Ⅱ   B. 因子Ⅴ

    C. 因子Ⅶ   D. 因子Ⅸ

    E. 因子Ⅹ

48. 肝素抗凝血的主要机制是 　　　　　　　　　　　　　　（　　）
    A. 抑制凝血酶原的激活　　　　　B. 增强抗凝血酶的作用
    C. 抑制纤维蛋白原的激活　　　　D. 促进纤维蛋白溶解
    E. 去除血浆中的 Ca^{2+}

49. 抗凝血酶Ⅲ抗凝作用的机理是 　　　　　　　　　　　　（　　）
    A. 抑制因子Ⅹ激活　　　　　　　B. 增强抗凝血酶Ⅲ的活性
    C. 凝血酶失活　　　　　　　　　D. 去除血浆中的 Ca^{2+}
    E. 抑制血小板的作用

50. 甲状腺手术容易出血的原因是甲状腺含有较多的 　　　　（　　）
    A. 血浆激活物　　　　　　　　　B. 组织激活物
    C. 纤溶酶　　　　　　　　　　　D. 抗凝血酶
    E. 肝素

51. 外科手术时用温盐水纱布压迫止血是使 　　　　　　　　（　　）
    A. 组织释放激活物增多　　　　B. 血小板解体、加速酶促反应
    C. 血浆中抗凝血物质减少　　　D. 凝血因子增多
    E. 凝血因子激活

52. 肝硬化患者容易发生凝血障碍，主要是由于 　　　　　　（　　）
    A. 血小板减少　　　　　　　　　B. 缺乏 Ca^{2+}
    C. 缺乏维生素 K　　　　　　　　D. 某些凝血因子不足
    E. 缺乏维生素 B_{12}

53. 做子宫、甲状腺、肺等手术后易渗血，主要是因为这些组织中含有较多的

　　　　　　　　　　　　　　　　　　　　　　　　　　　（　　）
    A. 纤溶抑制物　　　　　　　　　B. 组织激活物
    C. 抗凝血酶　　　　　　　　　　D. 纤溶酶
    E. 肝素

54. 关于 ABO 血型系统的叙述，下列描述错误的是 　　　　（　　）
    A. AB 型血的血清中含有抗 A 和抗 B 凝集素
    B. A 型血的红细胞上有 A 凝集原
    C. A 型血的血清中有抗 B 凝集素
    D. B 型血的血清中有抗 A 凝集素
    E. O 型血的红细胞上不含凝集原

55. 已知受血者为 A 型，在交叉配血试验中主侧不凝集、次侧凝集，供血者的血型
    应该是 　　　　　　　　　　　　　　　　　　　　　　（　　）
    A. A 型　　　　　B. O 型　　　　C. AB 型　　　　D. B 型
    E. Rh 血型

56. 关于交叉配血的叙述，下列描述不正确的是 　　　　　　（　　）
    A. 主侧不凝集、次侧凝集即可放心大量输血

B. 两侧均不凝集是最理想的输血对象

C. 主侧凝集、次侧不凝集不能输血

D. 两侧均凝集时不能输血

E. 主侧不凝集、次侧凝集可考虑少量输血

57. 在急需输血而无同型血液时，O 型血可少量输给其他血型的人，是因为 O 型血液的   （   ）

    A. 血清含抗 A、抗 B 凝集素

    B. 红细胞膜含有 A、B 凝集原

    C. 血清中无抗 A、抗 B 凝集素

    D. 红细胞膜无 A、B 凝集原

    E. 以上都不是

58. 通常所说的血型是指   （   ）

    A. 红细胞膜上受体的类型   B. 红细胞膜上抗原的类型

    C. 红细胞膜上抗体的类型   D. 血浆中抗体的类型

    E. 血浆中抗原的类型

59. 关于 ABO 血型系统，下列叙述错误的是   （   ）

    A. AB 型人的血浆中无抗 A 抗体和抗 B 抗体

    B. 有哪种抗原则无该种抗体

    C. 无哪种抗原则必有该种抗体

    D. 同型人之间抗原类型一般不同

    E. O 型人的血浆中有抗 A、抗 B 两种抗体

60. 输血时主要考虑供血者的   （   ）

    A. 红细胞不发生叠连

    B. 红细胞不被受血者血浆所凝集

    C. 红细胞不被受血者红细胞所凝集

    D. 血浆不使受血者血浆发生凝固

    E. 血浆不使受血者红细胞凝集

61. 关于 Rh 血型系统的叙述，错误的是   （   ）

    A. 与 ABO 血型同时存在   B. 抗原存在于红细胞的表面

    C. 我国大多数人为 Rh 阴性   D. 血清中不存在天然抗体

    E. Rh 阴性者第一次接受 Rh 阳性者的血液不会出现凝集反应

62. 输血时最不易找到合适供血者的血型是   （   ）

    A. Rh 阳性 AB 型   B. Rh 阴性 AB 型

    C. Rh 阳性 O 型   D. Rh 阴性 O 型

    E. Rh 阴性 B 型

63. Rh 血型不合见于   （   ）

    A. Rh 阳性者第二次接受 Rh 阴性者的血液

B. Rh 阴性者第二次接受 Rh 阳性者的血液

C. Rh 阴性者第二次接受 Rh 阴性者的血液

C. Rh 阳性的母亲第二次孕育 Rh 阴性的胎儿

E. Rh 阳性的母亲第二次孕育 Rh 阳性的胎儿

64. 可以进行的异型输血是　　　　　　　　　　　　　　　　　　　（　　）

　　A. AB 型 – B 型　　　　　　　　　B. B 型 – AB 型

　　C. B 型 – A 型　　　　　　　　　 D. B 型 – O 型

　　E. A 型 – O 型

第四章　血液循环

1. 有关心率的说明错误的是　　　　　　　　　　　　　　　　　　　（　　）

　　A. 婴幼儿快于成人　　　　　　　B. 男性稍快于女性

　　C. 正常成人 60 ~ 100 次/分　　　 D. 运动或情绪激动时快于安静时

　　E. 体温升高 1℃心率加快约 10 次/分

2. 等容收缩期　　　　　　　　　　　　　　　　　　　　　　　　　（　　）

　　A. 房内压 > 室内压 < 动脉压　　　　　　B. 房内压 < 室内压 < 动脉压

　　C. 房内压 > 室内压 > 动脉压　　　　　　D. 房内压 < 室内压 > 动脉压

　　E. 以上都不对

3. 心动周期中，主动脉压最低是在　　　　　　　　　　　　　　　　（　　）

　　A. 等容收缩期末　　　　　　　　B. 等容舒张期末

　　C. 心房收缩期末　　　　　　　　D. 快速充盈期末

　　E. 以上都不对

4. 心动周期中，心室的血液充盈主要是由于　　　　　　　　　　　　（　　）

　　A. 血液依赖地心引力而回流　　　B. 骨骼肌的挤压作用加速静脉回流

　　C. 心房收缩的挤压作用　　　　　D. 心室舒张的抽吸作用

　　E. 胸内负压促进静脉回流

5. 房室瓣开放见于　　　　　　　　　　　　　　　　　　　　　　　（　　）

　　A. 等容收缩期末　　　　　　　　B. 心室收缩期初

　　C. 等容舒张期初　　　　　　　　D. 等容收缩期初

　　E. 等容舒张期末

6. 在正常心动周期的等容收缩期中　　　　　　　　　　　　　　　　（　　）

　　A. 房室瓣关，动脉瓣开　　　　　B. 房室瓣开，动脉瓣关

　　C. 房室瓣关，动脉瓣关　　　　　D. 血液从心室射入动脉

　　E. 心室腔容积缩小

7. 在正常心动周期的等容舒张期中 （ ）
    A. 房室瓣开，动脉瓣开   B. 房室瓣开，动脉瓣关
    C. 房室瓣关，动脉瓣开   D. 血液从心房流入心室
    E. 心室腔容积不变

8. 心脏射血发生在 （ ）
    A. 心房收缩期   B. 心室收缩期
    C. 心室充盈期   D. 等容舒张期
    E. 全心舒张期

9. 在一个心动周期中，收缩期与舒张期的关系是 （ ）
    A. 房缩期长于室缩期
    B. 整个心动周期中的收缩期长于舒张期
    C. 收缩期和舒张期相等
    D. 整个心动周期中，舒张期长于收缩期
    E. 心室舒张期长于心房舒张期

10. 在心动周期中左心室容积最大的时期是 （ ）
    A. 等容收缩期   B. 射血期
    C. 等容舒张期   D. 心室充盈期
    E. 房缩期

11. 血液进出心腔按一定方向流动取决于 （ ）
    A. 重力作用   B. 心室肌收缩
    C. 心房、心室依次收缩   D. 压力差与瓣膜开启状态
    E. 以上都对

12. 心动周期中从房室瓣关闭到半月瓣开放前为 （ ）
    A. 等容收缩期   B. 射血期
    C. 等容舒张期   D. 充盈期
    E. 心房收缩期

13. 心室内压变化的根本原因是 （ ）
    A. 心室射血   B. 心室充盈
    C. 瓣膜开放   D. 心房舒缩
    E. 心室舒缩

14. 心脏的每搏输出量是指 （ ）
    A. 一侧心房一次收缩泵入心室的血量
    B. 一侧心室一次收缩射入动脉的血量
    C. 两心房一次收缩泵入心室的血量之和
    D. 两心室一次收缩射入动脉的血量之和
    E. 快速射血期一侧心室的射血量

15. 心指数等于　　　　　　　　　　　　　　　　　　　　　　（　　）

    A. 每搏输出量/体表面积　　　　　　　B. 每搏输出量×体表面积

    C. 心输出量×体表面积　　　　　　　　D. 心率×体表面积/心输出量

    E. 心率×每搏输出量/体表面积

16. 每搏输出量占下列哪个容积的百分数，称为射血分数　　　　　　（　　）

    A. 回心血量　　　　　　　　　　　　B. 每分输出量

    C. 等容舒张期容积　　　　　　　　　D. 心室收缩末期容积

    E. 心室舒张末期容积

17. 心室肌的前负荷可以用下列哪项来间接表示　　　　　　　　　　（　　）

    A. 心室收缩末期容积或压力　　　　　B. 心室舒张末期容积或压力

    C. 心室等容收缩期容积或压力　　　　D. 心室等容舒张期容积或压力

    E. 心室舒张末期动脉压

18. 心室肌的后负荷是指　　　　　　　　　　　　　　　　　　　　（　　）

    A. 心房压力　　　　　　　　　　　　B. 快速射血期心室内压

    C. 减慢射血期心室内压　　　　　　　D. 等容收缩期初心室内压

    E. 大动脉血压

19. 衡量心脏泵血功能的主要指标是　　　　　　　　　　　　　　　（　　）

    A. 心率　　　　　　　　　　　　　　B. 心排出量

    C. 中心静脉压　　　　　　　　　　　D. 动脉血压

    E. 静脉回流量

20. 当心率超过180次/分时，心输出量减少主要是因为　　　　　　（　　）

    A. 等容收缩期缩短　　　　　　　　　B. 快速射血期缩短

    C. 减慢射血期缩短　　　　　　　　　D. 充盈期缩短

    E. 以上都对

21. 第一心音发生在　　　　　　　　　　　　　　　　　　　　　　（　　）

    A. 房缩期，标志着心房收缩的开始

    B. 房舒期，标志着心房舒张的开始

    C. 室缩期，标志着心室收缩的开始

    D. 室舒期，标志着心室舒张的开始

    E. 室缩期末，标志着心室收缩的终结

22. 第一心音的产生主要是由于　　　　　　　　　　　　　　　　　（　　）

    A. 动脉瓣关闭　　　　　　　　　　　B. 动脉瓣开放

    C. 房室瓣开放　　　　　　　　　　　D. 房室瓣关闭

    E. 心室射血入大动脉，引起动脉管壁振动

23. 属于快反应自律细胞的是　　　　　　　　　　　　　　　　　　（　　）

    A. 心房肌，心室肌　　　　　　　　　B. 浦肯野纤维

    C. 房室交界　　　　　　　　　　　　D. 窦房结

E. 左右束支

24. 属于快反应非自律细胞的是　　　　　　　　　　　　（　　）
　　A. 心房肌，心室肌　　　　　B. 浦肯野纤维
　　C. 房室交界　　　　　　　　D. 窦房结
　　E. 左右束支

25. 关于结区特点的描述错误的是　　　　　　　　　　　（　　）
　　A. 没有自律性　　　　　　　B. 有传导性
　　C. 传导速度很慢　　　　　　D. 有明显的平台期
　　E. 4 期不自动去极

26. 对心工作细胞的叙述，不正确的是　　　　　　　　　（　　）
　　A. 具有兴奋性　　　　　　　B. 具有传导性
　　C. 具有收缩性　　　　　　　D. 包括心房肌和心室肌
　　E. 具有自律性

27. 区别心肌自律性与非自律性细胞的主要依据是　　　　（　　）
　　A. 动作电位 0 期去极化的速度　　B. 动作电位 0 期去极化的幅度
　　C. 动作电位 3 期复极化的速度　　D. 动作电位的时程
　　E. 动作电位 4 期有无自动去极化

28. 心室肌细胞动作电位的主要特征是　　　　　　　　　（　　）
　　A. 1 期复极快　　　　　　　B. 有缓慢的 2 期平台
　　C. 有快速复极 3 期　　　　　D. 4 期自动除极
　　E. 0 期除极缓慢

29. 心室肌细胞 0 期的主要机理是　　　　　　　　　　　（　　）
　　A. Na^+ 内流　　　　　　　B. Ca^{2+} 内流
　　C. Cl^- 内流　　　　　　　D. K^+ 外流
　　E. 离子泵活动

30. 心室肌细胞复极化 3 期的形成机制是　　　　　　　　（　　）
　　A. K^+ 缓慢外流　　　　　　B. Cl^- 迅速内流
　　C. K^+ 迅速内流　　　　　　D. K^+ 迅速外流
　　E. Na^+ 迅速内流

31. 心室肌细胞动作电位静息期内离子活动是　　　　　　（　　）
　　A. 单纯扩散　　　　　　　　B. 易化扩散
　　C. 主动转运　　　　　　　　D. 出胞作用
　　E. 入胞作用

32. 关于心室肌细胞静息电位的形成机制，以下哪项是错误的　（　　）
　　A. 细胞内高 K^+ 浓度是形成静息电位的前提
　　B. 心室肌细胞在安静（未受刺激）时，细胞膜对 K^+ 的通透性较高
　　C. 细胞膜两侧形成的电场所产生的电场力是 K^+ 外流的动力

D. 静息电位在数值上接近于 K^+ 平衡电位

E. 增加细胞外液中的 K^+ 浓度，可使静息电位的绝对值减小

33. 下述形成心室肌细胞动作电位的离子基础，哪一项是错误的　　（　　）

 A. 0 期主要是 Na^+ 内流　　　　　B. 1 期主要是 Cl^- 外流

 C. 2 期主要是 Ca^{2+} 内流与 K^+ 外流　　D. 3 期主要是 K^+ 外流

 E. 4 期有 K^+ 内流

34. 心室肌细胞动作电位平台期是下列哪些离子跨膜移动的综合结果　（　　）

 A. Na^+ 内流，Cl^- 外流　　　　B. Na^+ 内流，K^+ 外流

 C. Na^+ 内流，Cl^- 内流　　　　D. Ca^{2+} 内流，K^+ 外流

 E. K^+ 内流，Ca^{2+} 外流

35. 心室肌细胞动作电位与骨骼肌细胞动作电位的主要区别是　　　（　　）

 A. 前者去极化速度快　　　　　　B. 前者有较大的幅度

 C. 前者复极化时间短　　　　　　D. 前者有明显的平台期

 E. 前者有超射现象

36. 关于浦肯野细胞的动作电位，以下哪项是正确的　　　　　　　（　　）

 A. 0 期主要是慢通道开放

 B. 没有超射现象

 C. 0 期去极化速度慢于心室肌细胞

 D. 2 期有 Ca^{2+} 外流与 K^+ 内流同时存在

 E. 4 期电位不稳定，可发生自动除极

37. 关于窦房结细胞动作电位的形成机制，以下哪项是错误的　　　（　　）

 A. 0 期主要是 Ca^{2+} 内流　　　B. 0 期去极速度快于心室肌细胞

 C. 超射现象不明显　　　　　　　D. 3 期主要是 K^+ 外流

 E. 4 期电位不稳定，可发生自动除极

38. 区别心室肌细胞与浦肯野细胞动作电位的主要依据是　　　　　（　　）

 A. 0 期去极化的速度和幅度　　　B. 1 期复极化的速度

 C. 平台期形成的机制　　　　　　D. 3 期复极化的机制

 E. 4 期自动去极化的有无

39. 区别心肌快、慢反应细胞的主要依据是　　　　　　　　　　　（　　）

 A. 静息电位数值的大小　　　　　B. 动作电位 0 期去极化的速度

 C. 动作电位平台期的长短　　　　D. 动作电位复极化的速度

 E. 动作电位 4 期有无自动去极化

40. 心肌不会产生强直收缩，其主要原因是　　　　　　　　　　　（　　）

 A. 心肌是功能上的合胞体　　　　B. 心肌肌浆网不发达，Ca^{2+} 贮存少

 C. 心肌的有效不应期特别长　　　D. 心肌有自律性，会自动节律收缩

 E. 心肌呈"全或无"式收缩

41. 房－室延搁的生理意义是 （　　）
    A. 使心室肌不产生完全强直收缩
    B. 增强心肌收缩力
    C. 使心室肌有效不应期延长
    D. 使心房、心室不会同时收缩
    E. 使心室肌动作电位幅度增加

42. 临床上较易发生传导阻滞的部位是 （　　）
    A. 房室交界
    B. 房室束
    C. 左束支
    D. 右束支
    E. 浦肯野纤维网

43. 关于心脏特殊传导系统，下述哪项是错误的 （　　）
    A. 它包括窦房结，房内传导
    B. 它包括房室交界区、房室束及其分支
    C. 它们传导兴奋的速度都比心室肌快
    D. 其末梢是浦肯野纤维
    E. 以上都错

44. 心脏的正常起搏点是 （　　）
    A. 房室交界
    B. 窦房结
    C. 房室束
    D. 浦肯野纤维
    E. 左束支

45. 心肌细胞兴奋传导最快的部位是 （　　）
    A. 窦房结
    B. 房室交界
    C. 房室束
    D. 左右束支
    E. 浦肯野纤维

46. 心肌细胞有效不应期特别长的生理意义是 （　　）
    A. 使心肌节律性兴奋
    B. 使心肌"全或无"式收缩
    C. 使心肌收缩更有力
    D. 使心肌不发生强直性收缩
    E. 使心肌同步收缩

47. 比较大的阈上刺激才能使心室肌再次兴奋发生在 （　　）
    A. 绝对不应期
    B. 相对不应期
    C. 局部反应期
    D. 有效不应期
    E. 超常期

48. 窦房结能成为心脏正常起搏点的原因是 （　　）
    A. 最大复极电位仅为 –70mV
    B. 阈电位为 –40mV
    C. 0 期去极化速度快
    D. 动作电位没有明显的平台期
    E. 4 期去极化速度快

49. 决定心肌细胞自律性的主要因素是　　　　　　　　　　　　（　　　）
    A. 静息电位的水平　　　　　　　　B. 阈电位的水平
    C. 动作电位 0 期除极的速度和幅度　D. 动作电位 4 期除极的速度
    E. 动作电位时程的长短

50. 心脏活动的正常节律为　　　　　　　　　　　　　　　　　　（　　　）
    A. 窦性节律　　　　　　　　　　　B. 异位节律
    C. 房性节律　　　　　　　　　　　D. 结性节律
    E. 室性节律

51. 衡量心肌自律性高低最主要的指标是　　　　　　　　　　　　（　　　）
    A. 动作电位幅值　　　　　　　　　B. 动作电位水平
    C. 最大复极电位水平　　　　　　　D. 阈电位水平
    E. 4 期膜电位去极速率

52. 在下列哪个时期中，给予心室一个额外刺激不能引起反应　　（　　　）
    A. 心房收缩期　　　　　　　　　　B. 心室收缩期
    C. 心室舒张期　　　　　　　　　　D. 心室充盈期
    E. 以上都不是

53. 心肌细胞超常期内兴奋性高于正常，因为　　　　　　　　　　（　　　）
    A. 刺激阈值小于正常　　　　　　　B. 兴奋传导速度高于正常
    C. 动作电位幅度大于正常　　　　　D. 自律性高于正常
    E. 以上都对

54. 心室肌细胞一次兴奋过程中，其兴奋性变化哪项是错误的　　（　　　）
    A. 绝对不应期　　　　　　　　　　B. 有效不应期
    C. 相对不应期　　　　　　　　　　D. 超常期
    E. 低常期

55. 影响心肌细胞兴奋传导速度的主要因素是　　　　　　　　　　（　　　）
    A. 静息电位的水平　　　　　　　　B. 阈电位的水平
    C. 动作电位 0 期除极的速度和幅度　D. 动作电位 4 期除极的速度
    E. 动作电位时程的长短

56. 浦肯野细胞的兴奋传导速度较快，主要原因是浦肯野细胞的　（　　　）
    A. 最大复极电位水平较低
    B. 动作电位 0 期除极的速度较快、幅度较高
    C. 动作电位的平台期较长
    D. 动作电位 3 期复极化的速度较快
    E. 动作电位 4 期可发生自动去极化

57. 以下关于心肌收缩的描述，错误的是　　　　　　　　　　　　（　　　）
    A. 左右心室同步收缩
    B. 心室不会发生完全强直收缩

    C. 在一个心动周期中，心房先收缩，心室后收缩

    D. 细胞外的 Ca^{2+} 内流是触发心肌收缩的关键因素之一

    E. 心率加快时收缩期缩短

58. 反映左右两心室的去极化过程的是　　　　　　　　　　（　　）

    A. P 波　　　　　　　　　　　B. QRS 波群

    C. T 波　　　　　　　　　　　D. P – R 间期

    E. S – T 段

59. 以下关于正常心电图的描述，哪项是不正确的　　　　　　（　　）

    A. P 波代表两心房去极化

    B. QRS 波群代表两心室去极化

    C. T 波代表两心房复极化

    D. P – R 间期代表兴奋从心房传到心室的时间

    E. S – T 段表明心室各部分之间没有电位差存在

60. 窦房结的兴奋由心房到达心室，表现在心电图上的相应部分是　（　　）

    A. P – R 段　　　　　　　　　B. P – R 间期

    C. Q – T 间期　　　　　　　　D. S – T 段

    E. 以上都不对

61. 心室收缩，血压升高，最高值称　　　　　　　　　　　（　　）

    A. 舒张压　　　　　　　　　　B. 收缩压

    C. 脉搏压　　　　　　　　　　D. 平均动脉压

    E. 脉压

62. 心室舒张，血压降低，最低值称　　　　　　　　　　　（　　）

    A. 舒张压　　　　　　　　　　B. 收缩压

    C. 脉搏压　　　　　　　　　　D. 平均动脉压

    E. 脉压

63. 舒张压相当于心动周期中何时动脉内的压力　　　　　　（　　）

    A. 快速射血期　　　　　　　　B. 减慢射血期

    C. 快速充盈期　　　　　　　　D. 减慢充盈期

    E. 心房收缩期

64. 形成动脉血压的前提条件是　　　　　　　　　　　　　（　　）

    A. 外周阻力　　　　　　　　　B. 足够的循环血量充盈

    C. 大动脉的弹性　　　　　　　D. 血流动力

    E. 以上都是

65. 主动脉在缓冲脉压中起重要作用，主要是由于主动脉　　　（　　）

    A. 口径大　　　　　　　　　　B. 管壁厚

    C. 对血流的摩擦阻力小　　　　D. 血流速度快

    E. 管壁有可扩张性和弹性

66. 影响外周阻力的因素主要是 （　　）
    A. 血液黏滞性　　　　　　　B. 红细胞数目
    C. 血管长度　　　　　　　　D. 小动脉口径
    E. 大动脉弹性

67. 影响正常人收缩压的主要因素是 （　　）
    A. 心率的变化　　　　　　　B. 搏出量的变化
    C. 外周阻力的变化　　　　　D. 循环血量的变化
    E. 大动脉管壁弹性的变化

68. 影响舒张压的主要因素是 （　　）
    A. 年龄　　　　　　　　　　B. 心输出量
    C. 阻力血管的口径　　　　　D. 血液黏滞性
    E. 大动脉弹性

69. 在外周阻力减小时，动脉血压的变化是 （　　）
    A. 收缩压升高，舒张压降低
    B. 收缩压降低，舒张压升高
    C. 收缩压轻度升高，舒张压明显升高
    D. 收缩压轻度降低，舒张压明显降低
    E. 以上都不是

70. 关于动脉血压的叙述，下列哪一项是正确的 （　　）
    A. 心室开始收缩时，血液对动脉管壁的侧压，称为收缩压
    B. 平均动脉压是收缩压和舒张压之和的平均值
    C. 在减慢充盈期末动脉血压达最低值
    D. 其他因素不变时，心率加快使脉压加大
    E. 其他因素不变时，搏出量增加使脉压加大

71. 老年人的动脉管壁组织发生硬化可引起 （　　）
    A. 大动脉弹性贮器作用增强
    B. 收缩压和舒张压变化都不大
    C. 收缩压降低，舒张压升高
    D. 脉压增大
    E. 脉压减小

72. 下列影响动脉血压的因素中，哪一项是错误的 （　　）
    A. 外周阻力增加，舒张压升高　　B. 心率加快，脉压减小
    C. 大动脉硬化，脉压减小　　　　D. 搏出量增加，脉压增大
    E. 回心血量增加，脉压增大

73. 大动脉管壁硬化时，下列错误的是 （　　）
    A. 动脉收缩压升高　　　　　　B. 动脉舒张压降低
    C. 大动脉容量减少　　　　　　D. 脉搏加快

E. 动脉脉压减小

74. 关于动脉血压的说法，正确的是　　　　　　　　　　　　（　　）

 A. 舒张压是心室收缩时动脉压升到的最高值

 B. 心室舒张时动脉血压降低到最低值称为收缩压

 C. 大动脉弹性是形成动脉压的前提

 D. 心脏射血产生的动力和血液遇到的外周阻力是形成动脉血压的两个基本因素

 E. 足够的血量对动脉血压具有缓冲作用

75. 下列哪项数据主要反映外周阻力的大小　　　　　　　　　（　　）

 A. 收缩压   B. 舒张压

 C. 脉压   D. 中心静脉压

 E. 体循环平均充盈压

76. 动脉血压相对稳定的意义是　　　　　　　　　　　　　　（　　）

 A. 保持血管充盈   B. 保持静脉回流

 C. 防止血管硬化   D. 保证器官的血液供应

 E. 减轻心肌前负荷

77. 下列关于中心静脉压的叙述，哪一项是错误的　　　　　　（　　）

 A. 是指胸腔大静脉和右心房的血压

 B. 是反映心血管功能状态的一个指标

 C. 其正常变动范围为 $4 \sim 12 cmH_2O$

 D. 心脏射血能力减弱时中心静脉压较低

 E. 外周静脉广泛收缩时中心静脉压升高

78. 关于中心静脉压的叙述，错误的是　　　　　　　　　　　（　　）

 A. 是指右心房和大静脉的血压 B. 可反映心脏的射血能力

 C. 可反映静脉回流速度   D. 是临床控制输液速度和量的指标

 E. 正常值为 $4 \sim 12 mmHg$

79. 心脏收缩力增强时，静脉回心血量增加，这是因为　　　　（　　）

 A. 动脉血压升高   B. 血流速度加快

 C. 心输出量增加   D. 心舒期室内压低

 E. 静脉压升高

80. 下列哪一项可引起中心静脉压升高　　　　　　　　　　　（　　）

 A. 血容量减少   B. 静脉血管收缩

 C. 静脉回流量减少   D. 心脏射血功能减弱

 E. 体循环系统平均充盈压降低

81. 微循环的总闸门是指　　　　　　　　　　　　　　　　　（　　）

 A. 微动脉   B. 后微动脉

 C. 毛细血管前括约肌   D. 真毛细血管网

 E. 微静脉

82. 微循环的后闸门是指 （ ）
    A. 微动脉　　　　　　　　　　　B. 后微动脉
    C. 毛细血管前括约肌　　　　　　D. 真毛细血管网
    E. 微静脉

83. 真毛细血管不具有下列哪一项特点 （ ）
    A. 管壁薄，通透性大
    B. 血流缓慢
    C. 在不同器官、组织中的分布密度差异很大
    D. 是血液和组织液进行物质交换的场所
    E. 安静时，骨骼肌中大约有50%的真毛细血管处于开放状态

84. 下列关于微循环直捷通路的叙述，哪项是错误的 （ ）
    A. 经常处于开放状态
    B. 血流速度较快
    C. 主要功能不是进行物质交换
    D. 主要功能是使一部分血液迅速通过微循环而进入静脉
    E. 在皮肤中较多见

85. 淋巴循环的主要功能是 （ ）
    A. 淋巴液回流　　　　　　　　　B. 回收蛋白质
    C. 吸收脂肪重要途径　　　　　　D. 具有组织灌流作用
    E. 清除组织中的细菌具有防御功能

86. 生成组织液的有效滤过压的计算公式为 （ ）
    A. 有效滤过压 =（毛细血管血压 + 血浆胶体渗透压）−（组织液胶体渗透压 + 组织液静水压）
    B. 有效滤过压 =（组织液静水压 + 组织液胶体渗透压）−（血浆胶体渗透压 + 毛细血管血压）
    C. 有效滤过压 =（毛细血管血压 + 组织液胶体渗透压）+（血浆胶体渗透压 + 组织液静水压）
    D. 有效滤过压 =（毛细血管血压 + 组织液胶体渗透压）+（血浆胶体渗透压 + 组织液静水压）
    E. 有效滤过压 =（毛细血管血压 + 组织液胶体渗透压）−（血浆胶体渗透压 + 组织液静水压）

87. 生理情况下，通过影响有效滤过压而改变组织液滤过与重吸收的主要因素是
    （ ）
    A. 毛细血管血压和血浆晶体渗透压
    B. 毛细血管血压和组织液静水压
    C. 毛细血管血压和血浆胶体渗透压
    D. 组织液胶体渗透压和组织液静水压

　　E. 组织液静水压和血浆晶体渗透压

88. 下列因素中哪一项与组织液的生成无直接关系　　　　　　　（　　）

　　A. 组织液静水压　　　　　　　　B. 毛细血管血压

　　C. 血浆晶体渗透压　　　　　　　D. 血浆胶体渗透压

　　E. 组织液胶体渗透压

89. 下列情况下，能使组织液生成减少的是　　　　　　　　　　（　　）

　　A. 大量血浆蛋白丢失　　　　　　B. 毛细血管前阻力减小

　　C. 淋巴回流受阻　　　　　　　　D. 右心衰竭，静脉回流受阻

　　E. 血浆胶体渗透压升高

90. 右心衰竭时，组织液生成增多导致水肿的主要原因是　　　　（　　）

　　A. 血浆胶体渗透压降低　　　　　B. 组织液静水压降低

　　C. 组织液胶体渗透压升高　　　　D. 毛细血管血压升高

　　E. 淋巴回流受阻

91. 心血管活动的基本中枢在　　　　　　　　　　　　　　　　（　　）

　　A. 脊髓　　　　　　　　　　　　B. 大脑皮质

　　C. 脑桥　　　　　　　　　　　　D. 延髓

　　E. 都不是

92. 心交感神经的生理作用是　　　　　　　　　　　　　　　　（　　）

　　A. 心率减慢，心肌传导加快，心肌收缩力增强

　　B. 心率减慢，心肌传导减慢，心肌收缩力增强

　　C. 心率减慢，心肌传导减慢，心肌收缩力减弱

　　D. 心率加快，心肌传导减慢，心肌收缩力减弱

　　E. 心率加快，心肌传导加快，心肌收缩力增强

93. 心迷走神经的生理作用是　　　　　　　　　　　　　　　　（　　）

　　A. 心率减慢，房室传导加快，心房肌收缩力增强

　　B. 心率减慢，房室传导减慢，心房肌收缩力增强

　　C. 心率减慢，房室传导减慢，心房肌收缩力减弱

　　D. 心率加快，房室传导减慢，心房肌收缩力增强

　　E. 心率加快，房室传导加快，心房肌收缩力减弱

94. 心迷走神经兴奋时，哪项结果是错误的　　　　　　　　　　（　　）

　　A. 窦房结 P 细胞舒张期最大电位增大

　　B. 心房肌收缩力减弱

　　C. 心房肌不应期延长

　　D. 房室结的传导速度减慢

　　E. 心房肌兴奋性降低

95. 关于人体内的大多数血管的神经支配，下列哪一项是正确的　（　　）

　　A. 只接受交感舒血管神经纤维的单一支配

    B. 只接受交感缩血管神经纤维的单一支配

    C. 既有缩血管纤维也有舒血管纤维支配

    D. 接受副交感舒血管纤维支配

    E. 接受血管活性肠肽神经元的支配

96. 关于减压反射的叙述，错误的是　　　　　　　　　　　　　　　（　　　）

    A. 属于正反馈　　　　　　　　　B. 能维持动脉血压相对稳定

    C. 属于负反馈　　　　　　　　　D. 防止或缓冲动脉血压的波动

    E. 通过反射活动可使动脉血压降低

97. 以下叙述，错误的是　　　　　　　　　　　　　　　　　　　（　　　）

    A. 心交感中枢可使心率加快，血压升高

    B. 心迷走中枢可使心率减慢，血压降低

    C. 交感缩血管中枢可使血管收缩，血压升高

    D. 交感神经可使心率加快，血压升高

    E. 迷走中枢可使心率加快，血压升高

98. 颈动脉窦和主动脉弓的适宜刺激是　　　　　　　　　　　　　（　　　）

    A. 高于 180mmHg 的动脉血压　　B. 低于 60mmHg 的动脉血压

    C. 生理范围内变动着的动脉血压　D. 血液中 CO_2 分压变化

    E. 血液中氧分压变化

99. 关于颈动脉体和主动脉体化学感受性反射的叙述，错误的是　　（　　　）

    A. 平时对心血管活动不起明显的调节作用

    B. 在低氧、窒息和酸中毒等紧急情况下才对心血管系统有明显作用

    C. 对于感受动脉血低氧是十分重要的

    D. 可反射性引起呼吸变慢变浅

    E. 对心血管的效应是升高血压

100. 下列物质升高血压作用最强的是　　　　　　　　　　　　　（　　　）

    A. 肾上腺素　　　　　　　　　　B. 去甲肾上腺素

    C. 抗利尿激素　　　　　　　　　D. 血管紧张素 Ⅱ

    E. 醛固酮

第五章　呼吸

1. 呼吸运动是指　　　　　　　　　　　　　　　　　　　　　　（　　　）

    A. 肺的扩大和缩小　　　　　　　B. 肺内压升高和降低

    C. 胸膜腔内压的变化　　　　　　D. 呼吸肌的收缩和舒张

    E. 呼吸肌收缩和舒张所引起的胸廓节律性扩大和缩小的运动

2. 肺通气的原动力是 （   ）

    A. 肺本身的舒缩活动   B. 肺内压与大气压之差

    C. 肺内压的变化   D. 呼吸肌的舒缩活动

    E. 胸膜腔内压的变化

3. 平静呼吸与用力呼吸的共同点是 （   ）

    A. 吸气是主动的   B. 呼气是主动的

    C. 吸气是被动的   D. 呼气是被动的

    E. 有辅助吸气肌参与

4. 平静呼吸时，吸气末和呼气末的胸膜腔内压 （   ）

    A. 高于大气压   B. 低于大气压

    C. 等于大气压   D. 高于肺内压

    E. 等于肺内压

5. 肺泡回缩力主要来自 （   ）

    A. 肺泡液体表面张力   B. 肺弹性纤维

    C. 肺泡表面活性物质   D. 呼吸肌的收缩力

    E. 大气对胸廓的压力

6. 肺泡表面活性物质减少，可能产生 （   ）

    A. 肺膨胀   B. 肺泡表面张力减少

    C. 肺萎缩   D. 肺回缩力减弱

    E. 气道阻力增大

7. 肺通气阻力主要是 （   ）

    A. 气道阻力   B. 弹性阻力

    C. 非弹性阻力   D. 呼气肌的收缩力

    E. 吸气肌的收缩力

8. 影响气道阻力的主要因素是 （   ）

    A. 气道长度   B. 气流速度

    C. 气道口径   D. 气道的密度

    E. 气流量

9. 气道阻力与气道口径的关系是 （   ）

    A. 与气道口径二次方成反比   B. 与气道口径二次方成正比

    C. 与气道口径三次方成正比   D. 与气道口径四次方成反比

    E. 与气道口径四次方成正比

10. 使肺通气量增加的最主要因素是 （   ）

    A. 血中氧分压降低   B. 吸入气中二氧化碳浓度适当升高

    C. 血中氢离子浓度升高   D. 血中二氧化碳分压降低

    E. 脑脊液中氢离子浓度降低

11. 正常人的用力呼气量数值是　　　　　　　　　　　（　　）
    A. 第 1 秒末约为肺通气量的 83%
    B. 第 1 秒末约为肺活量的 83%
    C. 第 1 秒末约为最大通气量的 83%
    D. 第 2 秒末约为肺通气量的 96%
    E. 第 3 秒末约为肺通气量的 99%

12. 肺的有效通气量是指　　　　　　　　　　　　　　（　　）
    A. 肺活量　　　　　　　　　　B. 每分通气量
    C. 肺泡通气量　　　　　　　　D. 最大通气量
    E. 潮气量

13. 能较好反映肺通气功能的指标是　　　　　　　　　（　　）
    A. 肺活量　　　　　　　　　　B. 最大通气量
    C. 肺通气量　　　　　　　　　D. 肺泡通气量
    E. 时间肺活量

14. 某人的潮气量为 500ml，呼吸频率为 14 次/分，肺泡通气量约为（　　）
    A. 3000ml　　　　　　　　　　B. 4000ml
    C. 5000ml　　　　　　　　　　D. 4500ml
    E. 5500ml

15. 平静呼气末，肺内容纳的气体量称为　　　　　　　（　　）
    A. 肺活量　　　　　　　　　　B. 肺总容量
    C. 余气量　　　　　　　　　　D. 潮气量
    E. 功能余气量

16. 尽力吸气后再做最大呼气，这时肺内的气体量称为（　　）
    A. 功能余气量　　　　　　　　B. 余气量
    C. 肺容量　　　　　　　　　　D. 补呼气量
    E. 潮气量

17. 肺换气的动力是　　　　　　　　　　　　　　　　（　　）
    A. 呼吸肌的舒缩活动
    B. 肺内压与大气压之差
    C. 肺泡气与肺泡周围血液间的气体分压差
    D. 胸膜腔内压与肺内压之差
    E. 肺的舒缩活动

18. 肺换气的结构是　　　　　　　　　　　　　　　　（　　）
    A. 支气管　　　　　　　　　　B. 呼吸道
    C. 肺泡壁　　　　　　　　　　D. 呼吸膜
    E. 肺泡隔

19. 肺换气的结果是 （　　）
    A. 动脉血变成静脉血   B. 静脉血变成动脉血
    C. 肺泡中的氧含量降低   D. 静脉血中的二氧化碳含量升高
    E. 静脉血中的氧含量减少

20. 肺通气/血流比值是指 （　　）
    A. 肺通气量与心输出量之比   B. 肺活量与心输出量之比
    C. 肺泡通气量与每分肺血流量之比   D. 肺通气量与血流量之比
    E. 潮气量与搏出量之比

21. 呼吸中枢正常兴奋性依赖于 （　　）
    A. 高浓度的 CO_2 B. 正常浓度的 CO_2
    C. 缺氧   D. H^+ 浓度
    E. 肺牵张感受器传入冲动

22. 产生和维持正常呼吸节律的中枢位于 （　　）
    A. 脊髓和延髓   B. 延髓和脑桥
    C. 脑桥和间脑   D. 脑桥和下丘脑
    E. 小脑和大脑

23. 机体缺氧时最早受损害的是 （　　）
    A. 心肌   B. 肾脏
    C. 肝脏   D. 脑
    E. 胃肠

24. 切断动物颈部的双侧迷走神经，呼吸运动 （　　）
    A. 变深变慢   B. 变浅变快
    C. 变深变快   D. 无变化
    E. 停止

25. H^+ 浓度升高，引起呼吸运动加深加快的原因是 （　　）
    A. 直接刺激呼吸中枢   B. 刺激中枢化学感受器
    C. 刺激外周化学感受器   D. 刺激呼吸肌
    E. 通过肺牵张反射

26. CO_2 使呼吸加深加快的主要途径是通过 （　　）
    A. 外周化学感受器   B. 中枢化学感受器
    C. 作用于呼吸肌   D. 通过肺牵张反射
    E. 通过呼吸肌本体感受器反射

27. 肺牵张反射的传入神经是 （　　）
    A. 窦神经   B. 主动脉神经
    C. 迷走神经   D. 膈神经
    E. 肋间神经

28. 肺牵张反射的生理意义是　　　　　　　　　　　　　　（　　）
    A. 及时终止呼气　　　　　　　　B. 抑制吸气转入呼气
    C. 促进呼气，转入吸气　　　　　D. 使吸气延长
    E. 减慢呼吸频率

29. 下列对平静呼吸的叙述，错误的是　　　　　　　　　　（　　）
    A. 正常成人安静时为 12 ~ 18 次/分　B. 吸气为主动过程
    C. 呼吸调整中枢在下丘脑　　　　D. 基本呼吸中枢在延髓
    E. 吸气时胸膜腔内负压增大

30. 有关胸膜腔内压的叙述，错误的是　　　　　　　　　　（　　）
    A. 一般情况下胸膜腔内压是负压　B. 能维持肺的扩张状态
    C. 有利于静脉血的回流　　　　　D. 胸膜腔内压 = 大气压 – 肺回缩力
    E. 开放性气胸可引起肺气肿

31. 有关肺泡表面活性物质的叙述，错误的是　　　　　　　（　　）
    A. 有 Ⅱ 型肺泡上皮分泌　　　　B. 使肺泡表面张力下降
    C. 能防止肺水肿的发生　　　　　D. 它分布于肺泡液体分子层的表面
    E. 缺乏时，肺回缩力减小

32. 有关肺通气阻力的叙述，错误的是　　　　　　　　　　（　　）
    A. 肺通气阻力以弹性阻力为主
    B. 顺应性与弹性阻力成反比
    C. 气道阻力与气道口径四次方成反比
    D. 肺的回缩力主要来自肺泡壁的弹性纤维
    E. 呼吸加深加快时气道阻力增大

33. 关于血液对氧的运输的叙述，错误的是　　　　　　　　（　　）
    A. 主要方式是 O_2 与 Hb 的结合
    B. 少量溶解于血浆中
    C. 物理溶解的量与气体分压成正比
    D. O_2 与 Hb 的结合是可逆的
    E. 血液中二氧化碳分压升高，减弱 Hb 与 O_2 的解离

34. 关于体液因素对呼吸影响的叙述，错误的是　　　　　　（　　）
    A. CO_2 是经常性生理刺激
    B. 血液中二氧化碳分压下降可使呼吸中枢抑制
    C. 吸入气中 CO_2 浓度越高肺通气量越大
    D. 缺氧对呼吸中枢有直接抑制作用
    E. H^+ 主要作用于外周化学感受器

35. 当通气/血流比值大于 0.84 时，意味着　　　　　　　　（　　）
    A. 生理无效腔减小　　　　　　　B. 肺泡无效腔增大
    C. 肺泡无效腔减小　　　　　　　D. 功能性动 – 静脉短路

E. 肺换气效率最高

36. 肺与外界环境之间的气体交换过程称为 （ ）

　　A. 呼吸　　　　　　　　　B. 肺通气

　　C. 肺换气　　　　　　　　D. 外呼吸

　　E. 组织换气

37. 血液与组织细胞进行的气体交换称为 （ ）

　　A. 组织换气　　　　　　　B. 肺通气

　　C. 呼吸　　　　　　　　　D. 外呼吸

　　E. 肺换气

38. 呼吸是指 （ ）

　　A. 吸气和呼气之和

　　B. 气体进出肺的过程

　　C. 肺泡与血液之间的气体交换过程

　　D. 机体与环境之间进行的气体交换过程

　　E. 气体进出组织细胞的过程

39. 机体与环境之间进行的气体交换称为 （ ）

　　A. 肺通气　　　　　　　　B. 肺换气

　　C. 组织换气　　　　　　　D. 呼吸

　　E. 细胞呼吸

40. 肺内气体与血液进行的气体交换称为 （ ）

　　A. 肺通气　　　　　　　　B. 肺换气

　　C. 组织换气　　　　　　　D. 外呼吸

　　E. 细胞呼吸

41. 参与平静呼吸的肌肉是 （ ）

　　A. 膈肌与肋间内肌　　　　B. 膈肌与肋间外肌

　　C. 膈肌与腹壁肌　　　　　D. 肋间外肌与肋间内肌

　　E. 腹壁肌与肋间外肌

42. 在下列哪一时相中，肺内压等于大气压 （ ）

　　A. 吸气初和呼气初　　　　B. 吸气末和呼气初

　　C. 呼气末和吸气初　　　　D. 呼气末和吸气初

　　E. 呼气末和吸气末

43. 平静呼吸时，肺内压在下列哪一时相中低于大气压 （ ）

　　A. 呼气初　　　　　　　　B. 呼气末

　　C. 吸气初　　　　　　　　D. 吸气末

　　E. 呼气中

44. 维持胸腔内负压的必要条件是 （ ）

　　A. 呼吸道存在一定阻力　　B. 胸膜腔密闭

C. 呼气肌收缩 D. 吸气肌收缩

E. 肺内压低于大气压

45. 潮气量与呼吸频率的乘积等于 （　　）

A. 最大通气量 B. 时间肺活量

C. 肺泡通气量 D. 每分肺通气量

E. 肺活量

46. 体内氧分压最高处是 （　　）

A. 静脉血 B. 肺泡气

C. 动脉血 D. 组织液

E. 细胞外液

47. 调节肺泡表面张力的重要物质是 （　　）

A. 肺泡表面活性物质 B. 肾上腺素

C. 肾素 D. 乙酰胆碱

E. 碳酸酐酶

48. 体内二氧化碳分压最高处是 （　　）

A. 吸入气 B. 肺泡气

C. 动脉血 D. 组织

E. 静脉血

49. 呼吸中枢的基本部位在 （　　）

A. 大脑皮层 B. 延髓

C. 脑桥 D. 下丘脑

E. 脊髓

50. 血液流经肺泡时，通过肺换气形成 （　　）

A. 静脉血 B. 肺泡气

C. 动脉血 D. 组织液

E. 细胞外液

51. 决定肺部气体交换方向的主要因素是 （　　）

A. 气体的溶解度 B. 呼吸膜的厚度

C. 气体分子量的大小 D. 气体的分压差

E. 气体与血红蛋白的亲和力

52. 对肺泡气分压变化起缓冲作用的肺容量是 （　　）

A. 补吸气量 B. 潮气量

C. 补呼气量 D. 深吸气量

E. 功能余气量

53. 肺活量等于 （　　）

A. 潮气量 + 补吸气量 B. 肺总容量 – 余气量

C. 深吸气量 – 潮气量 D. 补呼气量 + 余气量

E. 潮气量 + 补呼气量

54. 补吸气量等于 （　　）
    A. 潮气量 + 补吸气量　　　　　　B. 肺总容量 – 余气量
    C. 深吸气量 – 潮气量　　　　　　D. 补呼气量 + 余气量
    E. 潮气量 + 补呼气量

55. 功能余气量等于 （　　）
    A. 潮气量 + 补吸气量　　　　　　B. 肺总容量 – 余气量
    C. 深吸气量 – 潮气量　　　　　　D. 补呼气量 + 余气量
    E. 潮气量 + 补呼气量

56. 深吸气量等于 （　　）
    A. 潮气量 + 补吸气量　　　　　　B. 肺总容量 – 余气量
    C. 深吸气量 – 潮气量　　　　　　D. 补呼气量 + 余气量
    E. 潮气量 + 补呼气量

57. 有关胸膜腔内压的叙述正确的是 （　　）
    A. 胸腔内有少量的气体
    B. 呼气时胸膜腔内压等于大气压
    C. 用力吸气时胸膜腔内压是正压
    D. 胸膜腔内压的大小由肺回缩力决定
    E. 气胸时胸膜腔内压为负压

58. 促使吸气向呼气转化的是 （　　）
    A. 脊髓中支配呼气肌的神经元　　　B. 脊髓中支配吸气肌的神经元
    C. 延髓呼气中枢　　　　　　　　　D. 延髓吸气中枢
    E. 脑桥呼吸调整中枢

59. 家兔呼吸实验中，使呼吸变得深慢的是 （　　）
    A. 吸入 CO_2　　　　　　　　　B. 切断双侧迷走神经
    C. 增大无效腔　　　　　　　　　　D. 注射乳酸
    E. 造成缺 O_2

60. 平静呼吸时呼吸运动的特点是 （　　）
    A. 吸气和呼气都是主动的
    B. 呼气是主动的，吸气是被动的
    C. 吸气是主动的，呼气是被动的
    D. 吸气和呼气都是被动的
    E. 整个呼吸过程都是主动的

61. 有关胸膜腔内压的叙述，正确的是 （　　）
    A. 胸膜腔内存在少量气体　　　　　B. 有利于胸腔内静脉血回流
    C. 在呼吸过程中胸膜腔内压无变化　D. 胸膜腔内压大于大气压
    E. 胸膜腔内压等于大气压

62. 正常人安静时呼吸频率为 （　　）
    A. 6 ~ 8 次/分　　　　　　　　B. 12 ~ 18 次/分
    C. 8 ~ 10 次/分　　　　　　　　D. 60 ~ 100 次/分
    E. 75 次/分

63. 呼吸过程不包括 （　　）
    A. 肺通气　　　　　　　　　　B. 肺换气
    C. 气体运输　　　　　　　　　D. 组织换气
    E. 吸入气体

64. 下列不属于呼吸膜组成成分的是 （　　）
    A. 肺泡壁弹性纤维　　　　　　B. 含肺泡表面活性物质的液体分子
    C. 肺泡上皮　　　　　　　　　D. 毛细血管基膜
    E. 毛细血管内皮细胞

65. 在家兔呼吸运动的调节实验中，不能使呼吸加深加快的因素是 （　　）
    A. 造成缺氧　　　　　　　　　B. 增大无效腔
    C. 吸入一定量的 CO_2　　　　　D. 静脉注射适量的乳酸
    E. 切断迷走神经

第六章　消化和吸收

1. 在胃液中可激活胃蛋白酶原、促进铁和钙吸收的成分是 （　　）
   A. 黏液　　　　　　　　　　　B. 胃酸
   C. 内因子　　　　　　　　　　D. 碳酸
   E. 维生素 B_{12}

2. 参与构成胃黏膜保护屏障的主要离子是 （　　）
   A. Na^+　　　　　　　　　　　B. Ca^{2+}
   C. H^+　　　　　　　　　　　D. HCO_3^-
   E. Cl^-

3. 胃黏膜处于高酸和高胃蛋白酶的环境中却并不被消化，是由于黏液细胞分泌的黏液与碳酸氢盐屏障共同构成了 （　　）
   A. 黏液 – 碳酸氢盐屏障　　　　B. 碳酸盐屏障
   C. 胃黏膜屏障　　　　　　　　D. 黏液细胞保护
   E. 黏液凝胶层保护

4. 内因子可促进下列哪种物质吸收 （　　）
   A. 铁　　　　　　　　　　　　B. 钙
   C. 维生素 K　　　　　　　　　D. 维生素 B_{12}
   E. 胆盐

5. 混合食物由胃完全排空通常需要 （　　）
   A. 1 ~ 1.5 小时 　　　　　　　　B. 2 ~ 3 小时
   C. 4 ~ 6 小时 　　　　　　　　　D. 7 ~ 8 小时
   E. 12 ~ 24 小时

6. 消化液中最重要的是 （　　）
   A. 唾液 　　　　　　　　　　　　B. 胃液
   C. 胆汁 　　　　　　　　　　　　D. 胰液
   E. 小肠液

7. 胆汁中与脂肪消化关系密切的成分是 （　　）
   A. 胆固醇 　　　　　　　　　　　B. 卵磷脂
   C. 胆色素 　　　　　　　　　　　D. 胆盐
   E. 脂肪酸

8. 不含有消化酶的消化液是 （　　）
   A. 唾液 　　　　　　　　　　　　B. 胃液
   C. 胆汁 　　　　　　　　　　　　D. 胰液
   E. 小肠液

9. 小肠特有的以环形肌收缩为主的节律性运动形式是 （　　）
   A. 蠕动 　　　　　　　　　　　　B. 逆蠕动
   C. 紧张性收缩 　　　　　　　　　D. 分节运动
   E. 容受性收缩

10. 营养物质吸收最主要的部位是 （　　）
    A. 食管 　　　　B. 口腔 　　　　C. 胃 　　　　D. 小肠
    E. 大肠

11. 下列哪一项不是唾液的生理作用 （　　）
    A. 湿润和溶解食物 　　　　　　　B. 清洁和保护口腔
    C. 杀菌 　　　　　　　　　　　　D. 消化蛋白质
    E. 消化淀粉

12. 下列哪一项不是胃液的生理作用 （　　）
    A. 激活胃蛋白酶原 　　　　　　　B. 使蛋白质变性
    C. 杀菌 　　　　　　　　　　　　D. 消化蛋白质
    E. 消化淀粉

13. 胆盐促进下列哪种物质的消化 （　　）
    A. 糖类 　　　　B. 脂肪 　　　　C. 蛋白质 　　　　D. 多肽
    E. 胆固醇

14. 大肠内细菌可利用某些物质合成 （　　）
    A. 维生素 A 　　　　　　　　　　B. 维生素 D
    C. 维生素 E 　　　　　　　　　　D. 维生素 C

E. 维生素 K

15. 维生素 B_{12} 的主要吸收部位是 （ ）

    A. 胃   B. 十二指肠

    C. 空肠   D. 回肠

    E. 结肠

16. 将食物研磨，并向消化管远端推送的过程是 （ ）

    A. 消化   B. 吸收

    C. 机械性消化   D. 化学性消化

    E. 蠕动

17. 食物被消化酶分解为小分子物质的过程是 （ ）

    A. 消化   B. 吸收

    C. 机械性消化   D. 化学性消化

    E. 蠕动

18. 食物在消化管内被加工分解的过程称为 （ ）

    A. 消化   B. 吸收

    C. 机械性消化   D. 化学性消化

    E. 蠕动

19. 下列对胃酸生理作用的叙述，错误的是 （ ）

    A. 激活胃蛋白酶原   B. 杀死入胃的细菌

    C. 促进胃液的分泌   D. 消化蛋白质

    E. 促进胰液和胆汁的分泌

20. 能使胃蛋白酶原转变为胃蛋白酶的激活物是 （ ）

    A. 盐酸   B. 内因子

    C. Ca^{2+} D. Na^+

    E. Cl^-

21. 下列哪类食物的摄入对胆汁排放的作用最强 （ ）

    A. 糖类食物   B. 高脂肪食物

    C. 蔬菜   D. 高蛋白食物

    E. 水果

22. 消化道各段共有的运动形式是 （ ）

    A. 蠕动   B. 蠕动冲

    C. 集团蠕动   D. 分节运动

    E. 袋状往返运动

23. 下列对大肠功能的叙述，错误的是 （ ）

    A. 吸收水分   B. 储存食物残渣

    C. 形成粪便   D. 杀菌

    E. 吸收无机盐

24. 排便反射的初级中枢位于 （　　）
    A. 脊髓腰骶段 　　　　　　　　B. 脊髓胸段
    C. 延髓 　　　　　　　　　　　D. 脑桥
    E. 中脑

25. 能在胃中被吸收的物质是 （　　）
    A. 葡萄糖 　　　　　　　　　　B. 氨基酸
    C. 脂肪酸 　　　　　　　　　　D. 维生素
    E. 水和酒精

26. 能促进消化道吸收铁的物质是 （　　）
    A. 维生素 D 　　　　　　　　　B. 食物中的植酸
    C. 食物中的草酸 　　　　　　　D. 维生素 C
    E. 维生素 A

27. 促进小肠吸收钙的因素是 （　　）
    A. 维生素 D 　　　　　　　　　B. 维生素 B
    C. 食物中的草酸 　　　　　　　D. 维生素 C
    E. 维生素 A

28. 唾液中的消化酶主要是 （　　）
    A. 溶菌酶 　　　　　　　　　　B. 蛋白水解酶
    C. 肽酶 　　　　　　　　　　　D. 淀粉酶
    E. 双糖酶

29. 使胰脂肪酶作用大为增加的物质是 （　　）
    A. 进入小肠的胃酸 　　　　　　B. 碳酸氢盐
    C. 胃肠道激素 　　　　　　　　D. 胆盐
    E. 胆固醇

30. 下列哪组维生素是在大肠内细菌作用下合成的 （　　）
    A. 维生素 A 和维生素 K 　　　　B. 维生素 A 和 B 族维生素
    C. 维生素 C 和维生素 D 　　　　D. 维生素 E 和维生素 K
    E. B 族维生素和维生素 K

31. 胃排空的动力来源于 （　　）
    A. 胃的运动 　　　　　　　　　B. 胃内容物体积增加
    C. 胃内压增大 　　　　　　　　D. 食物对胃黏膜的刺激
    E. 脂肪分解产物

32. 含消化酶种类最多的消化液是 （　　）
    A. 唾液 　　　　B. 胃液 　　　　C. 胰液 　　　　D. 胆汁
    E. 小肠液

33. 三种主要食物在胃中排空的速度由快至慢的顺序是 （　　）
    A. 糖、蛋白质、脂肪 　　　　　B. 蛋白质、糖、脂肪

C. 脂肪、糖、蛋白质   D. 蛋白质、脂肪、糖

E. 糖、脂肪、蛋白质

34. 激活胰液中胰蛋白酶原的是   (   )

     A. 脂肪酸   B. 胆盐

     C. 蛋白水解产物   D. 肠致活酶

     E. 糜蛋白酶

35. 下列哪项不属于胃肠道激素   (   )

     A. 胃泌素   B. 促胰液素

     C. 缩胆囊素   D. 抑胃肽

     E. 肾上腺素

36. 下列胆汁成分中，促进脂肪消化和吸收最重要的物质是   (   )

     A. 胆盐   B. 胆固醇

     C. 卵磷脂   D. 胆色素

     E. 碳酸氢盐

37. 胃特有的运动形式是   (   )

     A. 蠕动   B. 紧张性收缩

     C. 容受性舒张   D. 分节运动

     E. 集团运动

38. 关于胃的蠕动下列哪一项是错误的   (   )

     A. 空腹时基本不发生

     B. 开始于胃的中部

     C. 进食后约每分钟 3 次

     D. 蠕动波可向胃底和幽门两个方向传播

     E. 研磨胃内食团，充分与胃液混合

39. 对胃肠道运动的叙述错误的是   (   )

     A. 通过消化道平滑肌舒缩活动完成

     B. 是机械性消化的动力

     C. 蠕动是消化道共有的运动形式

     D. 可抑制化学性消化

     E. 胃肠运动可促进营养物质的吸收

40. 关于胃排空的叙述，不正确的是   (   )

     A. 胃的蠕动是胃排空的动力

     B. 混合性食物在进餐后 4~6 小时完全排空

     C. 液体食物排空速度快于固体食物

     D. 糖类食物排空最快，蛋白质最慢

     E. 迷走神经兴奋促进胃排空

第七章　能量代谢与体温

1. 机体约 70% 的能量来自　　　　　　　　　　　　　　（　　）
    A. 糖的有氧氧化　　　　　　B. 脂肪的氧化
    C. 蛋白质的氧化　　　　　　D. 核酸的分解
    E. 脂蛋白的分解

2. 体内既能贮能又能直接供能的物质是　　　　　　　　（　　）
    A. 磷酸肌酸　　　　　　　　B. 三磷酸腺苷（ATP）
    C. 葡萄糖　　　　　　　　　D. 肝糖原
    E. 脂肪酸

3. 对能量代谢影响最为显著的是　　　　　　　　　　　（　　）
    A. 寒冷　　　　　　　　　　B. 高温
    C. 进食　　　　　　　　　　D. 肌肉运动
    E. 精神活动

4. 机体安静时，能量代谢最稳定的环境温度是　　　　　（　　）
    A. 0℃~10℃　　　　　　　　B. 10℃~20℃
    C. 20℃~30℃　　　　　　　D. 30℃~40℃
    E. 40℃~45℃

5. 进食后，使机体产生额外热量最多的食物是　　　　　（　　）
    A. 蔬菜　　　　　　　　　　B. 水果
    C. 甘蔗　　　　　　　　　　D. 猪油
    E. 鸡蛋

6. 有关基础状态的叙述，错误的是　　　　　　　　　　（　　）
    A. 清醒　　　　　　　　　　B. 安静
    C. 餐后 6 小时　　　　　　　D. 室温 25℃
    E. 平卧、肌肉放松

7. 基础代谢率的实测值与正常平均值相比较，正常变动为（　　）
    A. ±5%　　　　　　　　　　B. ±（5%~10%）
    C. ±（10%~15%）　　　　　D. ±20%
    E. ±（20%~30%）

8. 基础代谢率的测定常用于下列哪种疾病的诊断　　　　（　　）
    A. 甲状腺疾病　　　　　　　B. 肥胖病
    C. 糖尿病　　　　　　　　　D. 白血病
    E. 红细胞增多症

9. 正常人基础代谢率在下列哪种情况下是最低的　　　　（　　）
    A. 安静时　　　　　　　　　B. 熟睡时

C. 进食 12 小时以后　　　　　　　　D. 室温为 20℃ ~25℃时

E. 平卧、肌肉放松时

10. 当人体发热时，体温每升高 1℃，基础代谢率将升高　　　（　　）

A. 13%　　　　　　　　　　　B. 16%

C. 18%　　　　　　　　　　　D. 20%

E. 25%

11. 生理学上所说的体温是指　　　（　　）

A. 腋窝温度　　　　　　　　　B. 口腔温度

C. 直肠温度　　　　　　　　　D. 体表的平均温度

E. 机体深部的平均温度

12. 成年女性的基础体温随月经周期而变动，这可能与下列哪种激素有关　（　　）

A. 甲状腺激素　　　　　　　　B. 肾上腺素

C. 雌激素　　　　　　　　　　D. 孕激素

E. 胰岛素

13. 安静时机体的主要产热器官是　　　（　　）

A. 脑　　　　　　　　　　　　B. 心

C. 肝　　　　　　　　　　　　D. 肾

E. 骨骼肌

14. 人体最主要的散热器官是　　　（　　）

A. 肺　　　　　　　　　　　　B. 肾

C. 汗腺　　　　　　　　　　　D. 皮肤

E. 消化道

15. 在常温下，皮肤的物理散热速度主要决定于　　　（　　）

A. 皮肤温度　　　　　　　　　B. 环境温度

C. 环境湿度　　　　　　　　　D. 风速

E. 皮肤与环境温度差

16. 给高热患者使用冰帽的散热方式属于　　　（　　）

A. 辐射散热　　　　　　　　　B. 传导散热

C. 对流散热　　　　　　　　　D. 蒸发散热

E. 传导和蒸发散热

17. 用酒精给高热患者擦浴的散热方式属于　　　（　　）

A. 辐射散热　　　　　　　　　B. 对流散热

C. 传导散热　　　　　　　　　D. 蒸发散热

E. 传导和蒸发散热

18. 通过游泳使机体散热的方式属于　　　（　　）

A. 辐射散热　　　　　　　　　B. 对流散热

C. 传导散热　　　　　　　　　D. 蒸发散热

E. 传导和蒸发散热

19. 人体大量出汗后应补充 （　　）
    A. 糖水   B. 茶水
    C. 可乐   D. 冰水
    E. 淡盐水

20. 在体温调节中起调定点作用的是 （　　）
    A. PO/AH 区的温度敏感神经元   B. 延髓的温度敏感神经元
    C. 网状结构的冷敏神经元   D. 弓状核的冷敏神经元
    E. 脊髓温度敏感神经元

第八章　尿的生成与排出

1. 人体最重要的排泄器官是 （　　）
    A. 肺   B. 肝
    C. 肾   D. 皮肤
    E. 消化道

2. 下列哪一项不是肾脏的功能 （　　）
    A. 生成尿液，排泄废物
    B. 参与水电解质平衡的调节
    C. 分泌血管紧张素
    D. 与酸碱平衡调节密切相关
    E. 分泌肾素和促红细胞生成素

3. 肾的泌尿功能不包括 （　　）
    A. 排出代谢中产生的终产物、不需要或过剩的物质
    B. 排出进入体内的药物和毒物
    C. 保留机体所需的水分和重要的电解质
    D. 产生肾素
    E. 对机体水与电解质平衡、酸碱平衡起到重要的调节作用

4. 由消化道排泄的物质是 （　　）
    A. 水、盐、少量尿素   B. 二氧化碳和少量水分
    C. 激素   D. 尿液
    E. 盐类、色素、药物、毒物

5. 由肺排泄的物质是 （　　）
    A. 水、盐、少量尿素   B. 二氧化碳和少量水分
    C. 激素   D. 尿液
    E. 盐类、色素、药物、毒物

6. 由肾排泄的物质是 （　　）
   A. 水、盐、少量尿素   B. 二氧化碳和少量水分
   C. 激素   D. 尿液
   E. 盐类、色素、药物、毒物

7. 由皮肤排泄的物质是 （　　）
   A. 水、盐、少量尿素   B. 二氧化碳和少量水分
   C. 激素   D. 尿液
   E. 盐类、色素、药物、毒物

8. 血浆与原尿的化学成分相比较，显著不同的是 （　　）
   A. 葡萄糖   B. 蛋白质
   C. 尿素   D. NaCl
   E. 水

9. 血液流经肾小球时，促进原尿生成的直接动力是 （　　）
   A. 入球小动脉血压   B. 出球小动脉血压
   C. 肾动脉压   D. 全身平均动脉压
   E. 肾小球毛细血管血压

10. 肾小球滤过率是指 （　　）
   A. 每侧肾每分钟生成的原尿量   B. 两侧肾每分钟生成的原尿量
   C. 每侧肾每分钟的血浆流量   D. 两侧肾每分钟的血浆流量
   E. 两侧肾每分钟生成终尿的总量

11. 正常成人肾小球滤过率为 （　　）
   A. 100ml/min   B. 125ml/min
   C. 250ml/min   D. 500ml/min
   E. 1000ml/min

12. 肾小球有效滤过压的计算公式是 （　　）
   A. 肾小球毛细血管血压 +（血浆胶体渗透压 + 囊内压）
   B. 肾小球毛细血管血压 −（血浆胶体渗透压 + 囊内压）
   C. 肾小球毛细血管血压 +（血浆胶体渗透压 − 囊内压）
   D. 肾小球毛细血管血压 −（血浆胶体渗透压 − 囊内压）
   E. 肾小球毛细血管血压 +（囊内压 − 血浆胶体渗透压）

13. 与肾小球有效滤过压无关的是 （　　）
   A. 肾小球毛细血管血压   B. 肾小囊内压
   C. 血浆胶体渗透压   D. 原尿的渗透压
   E. 全身动脉血压

14. 正常情况下，肾小球滤过的动力来自于 （　　）
   A. 动脉血压   B. 肾小球毛细血管血压
   C. 入球小动脉血压   D. 血浆胶体渗透压

　　　　E. 肾小囊内压

15. 下列哪种物质在正常情况下不能通过滤过膜 　　　　　　　　　　　（　　）
　　　　A. 氨基酸　　　　　　　　　　　　B. 血浆白蛋白
　　　　C. 甘露醇　　　　　　　　　　　　D. Na^+、K^+、Cl^- 电解质
　　　　E. 葡萄糖

16. 成人两侧肾脏每 24 小时生成的原尿量为 　　　　　　　　　　　（　　）
　　　　A. 100ml 以下　　　　　　　　　　B. 100～500ml
　　　　C. 1000～2000ml　　　　　　　　　D. 180L
　　　　E. 2500ml 以上

17. 下列何种因素改变时，肾小球滤过率基本保持不变 　　　　　　　（　　）
　　　　A. 肾小球血浆流量　　　　　　　　B. 滤过膜面积
　　　　C. 动脉血压在 80～180mmHg 之间　D. 血浆胶体渗透压
　　　　E. 肾小囊内压

18. 在一定的范围内肾脏的血流量保持恒定主要依靠 　　　　　　　　（　　）
　　　　A. 体液调节　　　　　　　　　　　B. 神经调节
　　　　C. 自身调节　　　　　　　　　　　D. 神经 – 体液调节
　　　　E. 局部体液调节

19. 下列哪种因素改变时，原尿量基本保持不变 　　　　　　　　　　（　　）
　　　　A. 肾小球滤过膜面积　　　　　　　B. 滤过膜通透性
　　　　C. 动脉血压在 80～180mmHg 之间　D. 血浆胶体渗透压
　　　　E. 肾小囊内压

20. 肾小管重吸收能力最强的部位是 　　　　　　　　　　　　　　　（　　）
　　　　A. 近曲小管　　　　　　　　　　　B. 远曲小管
　　　　C. 髓袢升支粗段　　　　　　　　　D. 髓袢降支细段
　　　　E. 集合管

21. 抗利尿激素的主要生理作用是 　　　　　　　　　　　　　　　　（　　）
　　　　A. 减少肾小球滤过率
　　　　B. 增加远曲小管和集合管对水的通透性
　　　　C. 促进肾血管收缩、减少肾血流量
　　　　D. 促进肾小管、集合管对 Na^+ 的重吸收
　　　　E. 促进远曲小管、集合管的 $Na^+ – H^+$ 交换

22. 血浆晶体渗透压下降，作用于以下哪种感受器，引起 ADH 合成与分泌减少 （　　）
　　　　A. 入球小动脉的牵张感受器
　　　　B. 颈动脉窦和主动脉弓的压力感受器
　　　　C. 颈动脉体和主动脉体的化学感受器
　　　　D. 下丘脑的渗透压感受器
　　　　E. 左心房和腔静脉的容量感受器

23. 循环血量减少，作用于以下哪种感受器，引起 ADH 合成与分泌增加　（　　）
    A. 入球小动脉的牵张感受器
    B. 颈动脉窦和主动脉弓的压力感受器
    C. 颈动脉体和主动脉体的化学感受器
    D. 下丘脑的渗透压感受器
    E. 左心房和腔静脉的容量感受器

24. 肾糖阈是指　（　　）
    A. 肾小球开始滤过葡萄糖时的血糖浓度
    B. 肾小管开始吸收葡萄糖时的血糖浓度
    C. 肾小管吸收葡萄糖的最大能力
    D. 肾小管对葡萄糖的最大重吸收能力
    E. 肾小球开始滤过葡萄糖的临界尿糖浓度

25. 肾糖阈的数值为　（　　）
    A. 5.6 ~ 6.7mmol/L
    B. 6.7 ~ 7.8mmol/L
    C. 9.0 ~ 10.0 mmol/L
    D. 10.0 ~ 11.2mmol/L
    E. 11.2 ~ 12.3mmol/L

26. 葡萄糖的重吸收与下列哪项密切联系　（　　）
    A. Na^+ 的被动重吸收
    B. Na^+ 的主动重吸收
    C. K^+ 的主动重吸收
    D. Cl^- 的被动重吸收
    E. Ca^{2+} 的主动重吸收

27. 正常尿中无葡萄糖是由于　（　　）
    A. 葡萄糖相对分子质量大，不能通过滤过膜
    B. 葡萄糖分子带负电荷，不能被滤过
    C. 正常人血糖浓度超过肾糖阈
    D. 原尿中的葡萄糖可被肾小管全部重吸收
    E. 原尿中的葡萄糖可被集合管重吸收

28. 髓袢升支粗段能主动重吸收　（　　）
    A. H^+
    B. Na^+
    C. K^+
    D. Mg^{2+}
    E. Ca^{2+}

29. 葡萄糖与氨基酸全部被重吸收的部位在　（　　）
    A. 近端小管
    B. 髓袢降支
    C. 髓袢升支
    D. 远端小管
    E. 集合管

30. 醛固酮的主要生理作用是　（　　）
    A. 保 Na^+ 保 K^+
    B. 排 Na^+ 排 K^+
    C. 排 Na^+ 保 K^+
    D. 保 Na^+ 排 K^+
    E. 保 Na^+ 排水

31. 下列哪项与 Na^+ 重吸收无关　　　　　　　　　　　　　　　　（　　）
    A. 抗利尿激素分泌增加　　　　　　B. 醛固酮分泌增加
    C. 血浆中 K^+ 浓度升高　　　　　　D. 肾小管 H^+ 分泌增加
    E. 肾小管 K^+ 分泌增加

32. 直接影响远曲小管和集合管重吸收水的激素是　　　　　　　　（　　）
    A. 醛固酮　　　　　　　　　　　　B. 血管升压素
    C. 甲状旁腺素　　　　　　　　　　D. 心房钠尿肽
    E. 肾素

33. 在近端小管全部被重吸收的物质是　　　　　　　　　　　　　（　　）
    A. 葡萄糖、氨基酸、维生素　　　　B. H_2O、Na^+、Cl^-、K^+
    C. 尿素　　　　　　　　　　　　　D. 肌酐
    E. 氨

34. 远曲小管和集合管对水的重吸收是　　　　　　　　　　　　　（　　）
    A. 主动重吸收　　　　　　　　　　B. 通道扩散
    C. 渗透作用　　　　　　　　　　　D. 载体转运
    E. 入胞作用

35. 球－管平衡是指近球小管对滤液的重吸收率相当于肾小球滤过率的　（　　）
    A. 55% ～ 60%　　　　　　　　　　B. 65% ～ 70%
    C. 60% ～ 65%　　　　　　　　　　D. 70% ～ 75%
    E. 75% ～ 80%

36. 大部分 K^+ 的重吸收在　　　　　　　　　　　　　　　　　（　　）
    A. 髓袢升支细段　　　　　　　　　B. 髓袢升支粗段
    C. 近端小管　　　　　　　　　　　D. 远曲小管
    E. 集合管

37. 葡萄糖重吸收的部位只限于　　　　　　　　　　　　　　　　（　　）
    A. 髓袢升支细段　　　　　　　　　B. 髓袢升支粗段
    C. 近端小管　　　　　　　　　　　D. 远曲小管
    E. 集合管

38. 对尿量调节作用最大的激素是　　　　　　　　　　　　　　　（　　）
    A. 醛固酮　　　　　　　　　　　　B. 抗利尿激素
    C. 胰岛素　　　　　　　　　　　　D. 糖皮质激素
    E. 心房钠尿肽

39. 引起抗利尿激素分泌增多的因素不包括　　　　　　　　　　　（　　）
    A. 大量出汗　　　　　　　　　　　B. 剧烈腹泻
    C. 循环血量增加　　　　　　　　　D. 循环血量减少
    E. 血浆晶体渗透压升高

40. 给实验动物快速注射生理盐水，可见血压升高、尿量增加，如果血压升高在24.0kPa 内尿量增多的原因是 （　　）
    A. 肾小球毛细血管血压升高　　　　B. 血浆晶体渗透压下降
    C. 血浆胶体渗透压下降　　　　　　D. 滤过膜通透性增加
    E. 滤过膜面积增大

41. 急性肾小球肾炎引起少尿的原因是 （　　）
    A. 滤过膜的通透性增大　　　　　　B. 滤过膜的通透性减小
    C. 滤过膜的总面积减小　　　　　　D. 有效滤过压减小
    E. 囊内压减小

42. 急性肾小球肾炎出现血尿、蛋白尿是由于 （　　）
    A. 滤过膜通透性的改变　　　　　　B. 肾小球毛细血管血压的改变
    C. 肾小球血浆流量的改变　　　　　D. 血浆胶体渗透压的改变
    E. 囊内压的改变

43. 输尿管结石，引起少尿的主要原因是 （　　）
    A. 肾小球血浆流量明显下降　　　　B. 血浆胶体渗透压升高
    C. 囊内压升高　　　　　　　　　　D. 滤过膜通透性下降
    E. 滤过膜面积减少

44. 注射去甲肾上腺素，引起少尿的主要原因是 （　　）
    A. 肾小球血浆流量明显下降　　　　B. 血浆胶体渗透压升高
    C. 囊内压增高　　　　　　　　　　D. 滤过膜通透性下降
    E. 滤过膜面积减少

45. 急性失血引起少尿的主要原因是 （　　）
    A. 肾小球毛细血管血压明显下降　　B. 血浆胶体渗透压升高
    C. 囊内压升高　　　　　　　　　　D. 滤过膜通透性降低
    E. 肾小球滤过膜总面积减少

46. 大量饮清水引起尿量增多称为 （　　）
    A. 水利尿　　　　　　　　　　　　B. 渗透性利尿
    C. 尿崩症　　　　　　　　　　　　D. 肾小球滤过率降低
    E. 肾小囊内压升高

47. 大量饮水时尿量增多主要是由于 （　　）
    A. 血浆胶体渗透压降低
    B. 血浆晶体渗透压降低，ADH 分泌释放减少
    C. 循环血量增加
    D. 醛固酮分泌减少
    E. 醛固酮分泌增加

48. 在用家兔进行的"影响尿生成因素"实验中，下列结果错误的是 （　　）
    A. 静脉推注生理盐水 20ml 后尿量增多

B. 静脉推注 20% 葡萄糖 5ml 后尿量增多

C. 静脉注射 1:10000 去甲肾上腺素 0.3ml 后，尿量增多

D. 电刺激迷走神经外周端尿量减少

E. 股动脉放血 40ml 后，尿量减少

49. 小管液溶质浓度升高时，尿量是　　　　　　　　　　　　　　　　（　　）

    A. 减少　　　　　　　　　　　　　　B. 增多

    C. 先增多，后减少　　　　　　　　　D. 先减少，后增多

    E. 不变

50. 静脉注射甘露醇引起尿量增加是通过　　　　　　　　　　　　　　（　　）

    A. 增加肾小球滤过率　　　　　　　　B. 增加肾小管液中溶质浓度

    C. 减少抗利尿激素的释放　　　　　　D. 减少醛固酮的释放

    E. 减少远曲小管和集合管对水的通透性

51. 下列情况属于渗透性利尿的是　　　　　　　　　　　　　　　　　（　　）

    A. 大量饮水引起多尿　　　　　　　　B. 大量输液引起多尿

    C. ADH 分泌障碍引起的尿崩症　　　　D. 糖尿病患者的多尿

    E. 心房钠尿肽增多引起的多尿

52. 神经垂体病变时出现多尿是　　　　　　　　　　　　　　　　　　（　　）

    A. 渗透性利尿　　　　　　　　　　　B. 尿崩症

    C. 有效滤过压升高　　　　　　　　　D. 肾小囊内压降低

    E. 肾小球毛细血管血压升高

53. 关于肾小管对 H^+ 的分泌下列叙述错误的是　　　　　　　　　　　（　　）

    A. 酸中毒时，H^+ 分泌增多，可导致低血钾

    B. 肾小管和集合管都可以分泌 H^+

    C. 以分泌 H^+ 的形式，保留 $NaHCO_3$

    D. 泌 NH_3 作用加强时，泌 H^+ 作用也增强

    E. H^+ 的分泌可形成 $H^+ - Na^+$ 交换

54. 下列物质中不是肾小管分泌的有　　　　　　　　　　　　　　　　（　　）

    A. NH_3　　　　　　　　　　　　　B. H^+

    C. 尿素　　　　　　　　　　　　　　D. K^+

    E. 肌酐

55. 肾小管 $H^+ - Na^+$ 交换增强时　　　　　　　　　　　　　　　　（　　）

    A. 血钠降低　　　　　　　　　　　　B. 血钠升高

    C. 血液 pH 值降低　　　　　　　　　D. 血钾降低

    E. 血钾升高

56. 代谢性酸中毒常伴有高血钾是由于肾小管　　　　　　　　　　　　（　　）

    A. $H^+ - Na^+$ 交换增强　　　　　　　B. $K^+ - Na^+$ 交换增强

    C. K^+ 重吸收增强　　　　　　　　　D. $NH_4^+ - K^+$ 交换减弱

E. $H^+ - K^+$ 交换增强

57. 下列哪种情况将使醛固酮分泌增多 （　　）

A. 血 Na^+ 升高、血 K^+ 降低　　　　B. 血 Na^+ 降低、血 K^+ 升高

C. 血 Ca^{2+} 升高　　　　　　　　　D. 血 Cl^- 升高

E. 血中葡萄糖浓度升高

58. 直接使肾上腺皮质球状带分泌醛固酮增多的因素是 （　　）

A. 肾素　　　　　　　　　　　　　B. 血管紧张素原

C. 血管紧张素 Ⅱ　　　　　　　　　D. 肾上腺素

E. 血管紧张素 Ⅰ

59. 关于尿量的叙述，错误的是 （　　）

A. 正常量约 1.5 L/24 h　　　　　　B. 正常原尿量约 180L/24 h

C. 持续超过 2.5 L/24 h 为多尿　　　D. 介于 0.1 ~ 0.5L/24 h 为少尿

E. 少于 0.5 L/24 h 为无尿

60. 正常人尿的比重一般为 （　　）

A. 1.001 ~ 1.010　　　　　　　　　B. 1.010 ~ 1.015

C. 1.015 ~ 1.025　　　　　　　　　D. 1.001 - 1.035

E. 1.015 ~ 1.035

61. 正常人每昼夜排出的尿量为 （　　）

A. 100ml 以下　　　　　　　　　　B. 100 ~ 500ml

C. 1000 ~ 2000ml　　　　　　　　　D. 2000 ~ 2500ml

E. 2500ml 以上

62. 多尿患者每昼夜排出尿量在 （　　）

A. 100ml 以下　　　　　　　　　　B. 100 ~ 500ml

C. 1000 ~ 2000ml　　　　　　　　　D. 2000 ~ 2500ml

E. 2500ml 以上

63. 少尿患者每昼夜排出尿量在 （　　）

A. 100ml 以下　　　　　　　　　　B. 100 ~ 500ml

C. 1000 ~ 2000ml　　　　　　　　　D. 2000 ~ 2500ml

E. 2500ml 以上

64. 无尿患者每昼夜排出尿量在 （　　）

A. 100ml 以下　　　　　　　　　　B. 100 ~ 500ml

C. 1000 ~ 2000ml　　　　　　　　　D. 2000 ~ 2500ml

E. 2500ml 以上

65. 排尿反射的初级中枢位于 （　　）

A. 大脑皮层　　　　　　　　　　　B. 下丘脑

C. 中脑　　　　　　　　　　　　　D. 延髓

E. 脊髓骶段

66. 脊髓腰骶段或盆神经损害可引起　　　（　　）
　　A. 多尿　　　　　　　　　B. 少尿
　　C. 尿失禁　　　　　　　　D. 尿潴留
　　E. 尿频、尿急

67. 高位截瘫患者排尿障碍表现为　　　（　　）
　　A. 尿失禁　　　　　　　　B. 尿潴留
　　C. 无尿　　　　　　　　　D. 尿崩症
　　E. 尿频、尿急

第九章　感觉器官

1. 下列属于感觉器官的是　　　（　　）
　　A. 颈动脉窦　　　　　　　B. 主动脉弓
　　C. 触觉小体　　　　　　　D. 眼
　　E. 主动脉体

2. 当感受器受刺激时，刺激虽在持续，但其传入冲动频率已开始下降的现象，称为　　　（　　）
　　A. 抑制　　　　　　　　　B. 疲劳
　　C. 适应　　　　　　　　　D. 衰减
　　E. 换能

3. 眼的折光系统不包括　　　（　　）
　　A. 角膜　　　　　　　　　B. 房水
　　C. 瞳孔　　　　　　　　　D. 晶状体
　　E. 玻璃体

4. 当眼视近物时　　　（　　）
　　A. 角膜曲度增大　　　　　B. 瞳孔扩大
　　C. 睫状小带紧张　　　　　D. 晶状体曲度增大，变凸
　　E. 睫状肌松弛

5. 当光照增强时，瞳孔缩小，此反射称为　　　（　　）
　　A. 瞳孔近反射　　　　　　B. 瞳孔对光反射
　　C. 角膜反射　　　　　　　D. 辐辏反射
　　E. 暗适应

6. 随着物体向近处移动，两眼会向鼻内侧靠拢的现象称为　　　（　　）
　　A. 角膜反射　　　　　　　B. 眼的适应现象
　　C. 瞳孔近反射　　　　　　D. 眼的调节
　　E. 两眼会聚

7. 下列关于近视的叙述正确的是 （   ）

   A. 是由于眼的前后径过短

   B. 是由于眼的折光能力变弱了

   C. 可用凸透镜矫正

   D. 长期阅读距离过近易造成视近

   E. 大部分是遗传因素引起的

8. 关于视杆细胞描述正确的是 （   ）

   A. 主要分布于视网膜的中央部　　B. 对光的敏感度低

   C. 可以分辨颜色　　D. 感光物质为视紫红质

   E. 司昼光觉

9. 缺乏某种视锥细胞时，可能导致 （   ）

   A. 夜盲症　　B. 色盲

   C. 色弱　　D. 青光眼

   E. 白内障

10. 下列颜色中，视野最大的是 （   ）

   A. 白色　　B. 红色

   C. 蓝色　　D. 绿色

   E. 黄色

11. 当人从昏暗的房间内出来，感觉外面一片雪白，看不清物体，过一会儿才能看清楚，这种现象称为 （   ）

   A. 眼的换能作用　　B. 夜盲症

   C. 明适应　　D. 暗适应

   E. 双眼会聚

12. 耳郭和外耳道的主要作用在于 （   ）

   A. 收集并传递声波

   B. 将声波转变为机械振动波

   C. 具有增压作用

   D. 感音换能作用

   E. 对声音信息进行整合分析

13. 下列哪项不是中耳的结构 （   ）

   A. 前庭　　B. 鼓室

   C. 鼓膜　　D. 咽鼓管

   E. 听小骨

14. 关于咽鼓管的描述，错误的是 （   ）

   A. 是鼓室和鼻咽部之间的通道

   B. 可调节鼓室内的大气压强

   C. 使鼓室内大气压强大于外界压强

D. 飞机起飞时，做吞咽动作，可减轻耳鸣现象

E. 小儿咽鼓管较平直，易引起中耳炎

15. 声音传入内耳的主要途径是　　　　　　　　　　　　　　　(　)

　　A. 外耳→鼓膜→听小骨→卵圆窗→内耳

　　B. 外耳→听小骨→鼓膜→内耳

　　C. 外耳→鼓室空气→圆窗→内耳

　　D. 颅骨→内耳

　　E. 外耳→鼓室→鼓膜→内耳

16. 鼓膜穿孔将引起　　　　　　　　　　　　　　　　　　　(　)

　　A. 感音性耳聋　　　　　　　　B. 传音性耳聋

　　C. 神经性耳聋　　　　　　　　D. 骨传导减弱

　　E. 空气传导增强

17. 听觉的感受器是　　　　　　　　　　　　　　　　　　　(　)

　　A. 耳蜗螺旋器　　　　　　　　B. 椭圆囊斑

　　C. 球囊斑　　　　　　　　　　D. 鼓膜

　　E. 耳蜗

18. 椭圆囊和球囊的适宜刺激是　　　　　　　　　　　　　　(　)

　　A. 旋转加速运动　　　　　　　B. 旋转减速运动

　　C. 旋转匀速运动　　　　　　　D. 直线变速运动

　　E. 直线匀速运动

19. 感受旋转变速运动的感觉器是　　　　　　　　　　　　　(　)

　　A. 螺旋器　　　　　　　　　　B. 椭圆囊斑

　　C. 球囊斑　　　　　　　　　　D. 壶腹嵴

　　E. 半规管

20. 前庭器官传入冲动所引起的效应中，错误的有　　　　　　(　)

　　A. 位置觉与运动觉　　　　　　B. 听觉

　　C. 眼震颤　　　　　　　　　　D. 自主神经反应

　　E. 姿势反射

第十章　　神经系统

1. 在机体内起主导作用的调节系统是　　　　　　　　　　　(　)

　　A. 内分泌系统　　　　　　　　B. 神经系统

　　C. 免疫系统　　　　　　　　　D. 循环系统

　　E. 运动系统

2. 动作电位在神经纤维上传导的特征是　　　　　　　　　　　　（　　）
   A. 生理完整性　　　　　　　　　　　B. 绝缘性
   C. 相对不疲劳性　　　　　　　　　　D. 双向性
   E. 以上都是

3. 关于化学性突触传递的过程，下面哪项不正确　　　　　　　　（　　）
   A. 突触前膜兴奋后对 Ca^{2+} 的通透性增加
   B. 前膜释放的递质与后膜上相应受体结合
   C. 后膜的反应主要取决于递质的性质
   D. 后膜接受递质后即产生动作电位
   E. 突触后电位的本质是局部电位

4. 神经末梢兴奋与递质释放之间的耦联因子是　　　　　　　　　（　　）
   A. Cl^-　　　　　B. K^+　　　　　C. Na^+　　　　　D. Ca^{2+}
   E. Mg^{2+}

5. 动作电位到达突触前膜引起递质释放与哪种离子的跨膜移动有关　（　　）
   A. Ca^{2+} 内流　　　　　　　　　　B. Ca^{2+} 外流
   C. Na^+ 内流　　　　　　　　　　　D. Na^+ 外流
   E. K^+ 外流

6. 有关经典突触及突触传递的叙述，错误的是　　　　　　　　　（　　）
   A. 突触的结构包括突触前膜、突触间隙和突触后膜
   B. 突触传递是通过突触前膜释放递质来实现的
   C. 突触后膜上有与相应神经递质发生结合的受体
   D. 突触前神经元兴奋通过突触传递即可引起突触后神经元兴奋
   E. 突触传递是一种电 – 化学 – 电的传递过程

7. 突触传递的下述特征中，哪一项是错误的　　　　　　　　　　（　　）
   A. 单向传递　　　　　　　　　　　　B. 突触延搁
   C. 总和　　　　　　　　　　　　　　D. 兴奋节律不变
   E. 易疲劳

8. 突触后抑制是由于　　　　　　　　　　　　　　　　　　　　（　　）
   A. 前膜超极化　　　　　　　　　　　B. 中枢神经元超极化
   C. 中枢神经元去极化　　　　　　　　D. 后膜超极化
   E. 前膜去极化

9. 反射活动后放现象的结构基础是神经元之间的　　　　　　　　（　　）
   A. 单线联系　　　　　　　　　　　　B. 环状联系
   C. 辐散式联系　　　　　　　　　　　D. 聚合式联系
   E. 侧支式联系

10. 神经元兴奋时，首先产生动作电位的部位是　　　　　　　　　（　　）
   A. 胞体　　　　　　　　　　　　　　B. 树突

C. 轴突   D. 轴突始段

E. 树突始段

11. 下列哪项反射活动中存在着正反馈   ( )

  A. 腱反射   B. 排尿反射

  C. 减压反射   D. 肺牵张反射

  E. 对侧伸肌反射

12. 关于突触传递的叙述，下列哪一项是正确的   ( )

  A. 双向传递   B. 不易疲劳

  C. 突触延搁   D. 不能总和

  E. 呈衰减性

13. 反射时间的长短主要决定于   ( )

  A. 刺激的性质   B. 刺激的强度

  C. 感受器的敏感度   D. 神经的传导速度

  E. 反射中枢突触的多少

14. 反射活动中，最容易疲劳的部位是   ( )

  A. 感受器   B. 传入神经

  C. 神经中枢   D. 传出神经

  E. 以上都不是

15. 能使突触后膜通透性改变，产生兴奋性突触后电位的主要离子是   ( )

  A. 钠离子   B. 钾离子

  C. 钙离子   D. 氯离子

  E. 镁离子

16. 脊髓前角运动神经元与闰绍细胞构成的局部神经元回路所形成的抑制是下列哪种   ( )

  A. 回返性抑制   B. 前馈抑制

  C. 侧支抑制   D. 交互抑制

  E. 突触前抑制

17. 突触前抑制产生是由于突触前膜   ( )

  A. 产生超极化

  B. 释放抑制性递质增加

  C. 释放抑制性递质减少

  D. 兴奋性递质释放减少

  E. 抑制性中间神经元兴奋

18. 突触前抑制的结构基础是哪一类型的突触   ( )

  A. 胞体 – 胞体型   B. 胞体 – 树突型

  C. 轴突 – 胞体型   D. 轴突 – 轴突型

  E. 轴突 – 树突型

19. 兴奋性突触后电位是突触后膜对什么离子的通透性增加而引起的 （　　）
    A. K^+ 和 Ca^{2+} B. Na^+ 和 K^+，尤其是 K^+
    C. Cl^- D. Na^+ 和 K^+，尤其是 Na^+
    E. Ca^{2+}

20. 抑制性突触后电位 （　　）
    A. 是去极化局部电位   B. 是超极化局部电位
    C. 具有全或无特征   D. 是突触前膜递质释放减少
    E. 是突触后膜对 Na^+ 通透性增加所致

21. 脊髓丘脑侧束的主要功能是传导 （　　）
    A. 同侧的痛、温度觉   B. 同侧的触觉
    C. 对侧的痛、温度觉   D. 对侧的触觉
    E. 同侧的深压觉

22. 脊髓半离断可致 （　　）
    A. 同侧痛觉障碍   B. 同侧温度觉障碍
    C. 对侧温度觉障碍   D. 对侧深感觉障碍
    E. 对侧运动障碍

23. 关于非特异投射系统的叙述，下列哪一项是错误的 （　　）
    A. 弥漫性投射到大脑皮层，无点对点关系
    B. 与皮层的各层神经元形成突触联系
    C. 不能单独激发皮层神经元放电
    D. 不能引起特定感觉
    E. 切断非特异投射系统的动物仍保持清醒

24. 非特异投射系统 （　　）
    A. 由丘脑的感觉接替核弥散地向大脑皮层投射
    B. 向大脑皮层投射的区域狭窄，引起特定的感觉
    C. 受到破坏时，动物将出现角弓反张现象
    D. 受到破坏时，动物进入持久的昏睡状态
    E. 受到刺激时，动物脑电图呈同步化慢波

25. 丘脑非特异投射系统的主要功能是 （　　）
    A. 引起触觉   B. 引起牵涉痛
    C. 调节内脏活动   D. 维持睡眠状态
    E. 维持和改变大脑皮层的兴奋状态

26. 丘脑特异投射系统的主要功能是 （　　）
    A. 协调肌紧张   B. 维持觉醒
    C. 调节内脏功能   D. 引起特定的感觉
    E. 引起牵涉痛

27. 对脑干网状上行激动系统不正确的叙述是　　　　　（　　）
    A. 维持和改变大脑皮质的兴奋状态
    B. 受到破坏时，机体处于昏睡状态
    C. 是一个多突触接替的上行系统
    D. 不易受药物的影响
    E. 进入脑干网状结构

28. 有关大脑皮层感觉功能定位的描述，错误的是　　　（　　）
    A. 皮层感觉区主要在中央后回
    B. 所有感觉传入纤维都交叉投射到对侧皮层
    C. 投射区的大小与感觉的灵敏度有关
    D. 投射区得空间分布呈倒立状，但头面部正立
    E. 以上都不是

29. 躯体感觉的大脑皮层投射区主要分布在　　　　　　（　　）
    A. 中央前回　　　　　　　　B. 中央后回
    C. 枕叶皮层　　　　　　　　D. 皮质边缘
    E. 眶上裂

30. 视觉皮层代表区位于　　　　　　　　　　　　　　（　　）
    A. 颞叶的颞横回　　　　　　B. 颞叶的颞上回
    C. 中央后回　　　　　　　　D. 扣带回
    E. 枕叶距状裂

31. 对痛觉叙述错误的是　　　　　　　　　　　　　　（　　）
    A. 慢痛常伴有情绪反应　　　B. 内脏病变可引起牵涉痛
    C. 内脏痛定位不明确　　　　D. 内脏痛不伴随情绪变化
    E. 内脏痛与快痛都是伤害性刺激作用的结果

32. 有关内脏的描述，错误的是　　　　　　　　　　　（　　）
    A. 内脏痛定位不精确　　　　B. 对刺激分辨能力差
    C. 对切割、烧灼不敏感　　　D. 对缺血、牵拉、痉挛等敏感
    E. 牵涉痛的部位与内脏疾病无固定关系

33. 内脏痛与体表痛的不同点是　　　　　　　　　　　（　　）
    A. 对机械牵拉不敏感　　　　B. 对烧灼敏感
    C. 疼痛定位清楚　　　　　　D. 尖锐的刺痛
    E. 痛觉较模糊

34. 牵涉痛是指　　　　　　　　　　　　　　　　　　（　　）
    A. 内脏疾病引起相邻脏器的疼痛　B. 手术牵拉脏器引起的疼痛
    C. 神经疼痛向体表投射　　　　　D. 按压体表引起部分内脏疼痛
    E. 内脏疾病引起体表某一部位的疼痛或痛觉过敏

35. 躯体运动的初级中枢在 （　　）
    A. 脊髓　　　　　　　　　　　　B. 中脑
    C. 脑桥　　　　　　　　　　　　D. 延髓
    E. 大脑皮层

36. 运动单位是指 （　　）
    A. 一个运动神经元　　　　　　　B. 一组具有相同功能的运动神经元群
    C. 一组可产生某一动作的肌肉群　D. 一束肌纤维
    E. 由一个运动神经元及所支配的全部肌纤维所组成的功能单位

37. 脊髓前角 α 运动神经元传出冲动增加使 （　　）
    A. 梭内肌收缩　　　　　　　　　B. 梭外肌收缩
    C. 腱器官传入冲动减少　　　　　D. 肌梭传入冲动增加
    E. 梭内肌梭外肌都收缩

38. 脊髓前角 γ 运动神经元的作用是 （　　）
    A. 使梭外肌收缩　　　　　　　　B. 维持肌紧张
    C. 使腱器官兴奋　　　　　　　　D. 负反馈抑制牵张反射
    E. 调节肌梭对牵拉刺激的敏感性

39. 有关牵张反射的叙述，错误的是 （　　）
    A. 牵张反射可分为肌紧张和腱反射
    B. 感受器和效应器在同一块肌肉中
    C. γ 运动神经元的功能是调节肌梭的敏感性
    D. 正常肌紧张的维持只决定于重力的作用
    E. γ 运动神经元的敏感性较高

40. 腱反射具有下列哪项特点 （　　）
    A. 是多突触反射　　　　　　　　B. 肌肉的收缩几乎是一次同步性的收缩
    C. 感受器为腱器官　　　　　　　D. 可由重力作用引起
    E. 主要表现在屈肌上

41. 关于腱反射的叙述，正确的是 （　　）
    A. 快速牵拉肌腱发生　　　　　　B. 感受器是螺旋感受器
    C. 效应器是梭内肌　　　　　　　D. 多突触反射
    E. 缓慢牵拉发生

42. 维持躯体姿势最基本的反射活动是 （　　）
    A. 腱反射　　　　　　　　　　　B. 屈肌反射
    C. 对侧伸肌反射　　　　　　　　D. 肌紧张
    E. 去大脑僵直

43. 快速叩击跟腱引起与该肌腱相连的肌肉收缩，其原因是刺激了下列哪个结构
 （　　）
    A. 腱器官　　　　　　　　　　　B. 肌梭

    C. 痛觉感受器　　　　　　　　　　D. 触觉感受器

    E. 热觉感受器

44. 提示高位中枢病变的是　　　　　　　　　　　　　　　　　　（　　　）

    A. 肌紧张减弱　　　　　　　　　　B. 腱反射亢进

    C. 腱反射减弱　　　　　　　　　　D. 膝跳反射消失

    E. 随意运动消失

45. 运动神经元兴奋时末梢释放的递质是　　　　　　　　　　　　（　　　）

    A. 乙酰胆碱　　　　　　　　　　　B. 去甲肾上腺素

    C. 多巴胺　　　　　　　　　　　　D. 甘氨酸

    E. γ 氨基丁酸

46. 有机磷农药果乐中毒时，发生骨骼肌颤动的机制是　　　　　　（　　　）

    A. 运动神经传出冲动增多　　　　B. 接头前膜释放递质增多

    C. 递质水解障碍而堆积　　　　　D. Ca^{2+} 含量增多

    E. 有机磷使骨骼肌兴奋性增高

47. 筒箭毒作为肌肉松弛剂是由于　　　　　　　　　　　　　　　（　　　）

    A. 它和乙酰胆碱竞争终板膜上的受体

    B. 它增加接头前膜对 Mg^{2+} 的通透性

    C. 抑制 Ca^{2+} 进入接头前膜

    D. 抑制囊泡移向接头前膜

    E. 抑制终板膜的离子通道开放

48. 某人在意外事故中出现脊髓损伤，横断面以下的一切反射活动丧失。但数周以
　　后屈肌反射、腱反射等逐渐恢复。这表明该患者在受伤当时出现　　（　　　）

    A. 脑震荡　　　　　　　　　　　　B. 脑水肿

    C. 脊休克　　　　　　　　　　　　D. 脊髓水肿

    E. 疼痛性休克

49. 在动物的上、下丘脑之间横切脑干出现去大脑僵直，其原因是　　（　　　）

    A. 疼痛刺激所致　　　　　　　　B. 切断了脑干网状结构抑制区

    C. 易化区的抑制作用明显增强　　D. 易化区的兴奋性明显增强

    E. 抑制区失去始动作用，使易化区作用相对占优势

50. 小脑不具有的功能是　　　　　　　　　　　　　　　　　　　（　　　）

    A. 维持身体平衡　　　　　　　　B. 调节肌紧张

    C. 协调随意运动　　　　　　　　D. 发动随意运动

    E. 参与运动设计

51. 前庭小脑（绒球小结叶）的主要功能是　　　　　　　　　　　（　　　）

    A. 调节肌紧张　　　　　　　　　B. 维持身体平衡

    C. 发动随意运动　　　　　　　　D. 完成牵张反射

    E. 协调机体的精细运动

52. 下列关于新小脑（皮层小脑）受损后的症状，错误的是 （　　）
    A. 静止性震颤　　　　　　　　B. 意向性震颤
    C. 动作协调障碍　　　　　　　D. 肌张力减退
    E. 不能完成精巧动作

53. 脊髓小脑（小脑前叶）的主要功能是 （　　）
    A. 调节肌紧张　　　　　　　　B. 维持身体平衡
    C. 发动随意运动　　　　　　　D. 完成牵张反射
    E. 协调机体的精细运动

54. 人类小脑受损后可出现一些症状，下列哪一项是不会见到的 （　　）
    A. 运动共济失调
    B. 肌张力降低
    C. 平衡失调
    D. 安静时出现震颤，做精细运动时震颤消失
    E. 以上症状可由大脑皮层代偿而缓解

55. 人类基底核功能障碍，主要表现形式不包括 （　　）
    A. 肌肉强直　　　　　　　　　B. 肌张力障碍
    C. 随意运动完全丧失　　　　　D. 静止性震颤
    E. 不自主的舞蹈样运动

56. 大脑皮层的主要运动区是 （　　）
    A. 中央前回　　　　　　　　　B. 中央后回
    C. 枕叶皮层　　　　　　　　　D. 颞叶距状裂
    E. 眶上裂

57. 下列对皮层运动区功能特征的叙述，哪项是错误的 （　　）
    A. 对躯体运动的支配有交叉的性质，但对头面部的支配多数是双侧性的
    B. 功能定位总的配布是倒置的，头面部代表区内部的配布为正的
    C. 肌肉的运动越精细、越复杂，其代表区越大
    D. 人工刺激所引起的肌肉运动反应为协同性收缩
    E. 运动区的基本功能单位呈柱状结构

58. 左侧中央前回受损将导致 （　　）
    A. 左侧躯体运动障碍　　　　　B. 右侧躯体运动障碍
    C. 左侧感觉障碍　　　　　　　D. 右侧感觉障碍
    E. 双侧感觉障碍

59. 下列哪条通路不属于锥体外系 （　　）
    A. 网状脊髓束　　　　　　　　B. 顶盖脊髓束
    C. 红核脊髓束　　　　　　　　D. 皮质脊髓束
    E. 前庭脊髓束

60. 锥体系的主要功能是　　　　　　　　　　　　　　　（　　）

    A. 维持身体平衡　　　　　　　B. 调节肌紧张

    C. 协调随意运动　　　　　　　D. 发动随意运动

    E. 调节肌梭的敏感性

61. 锥体外系的主要功能是　　　　　　　　　　　　　　（　　）

    A. 维持身体平衡　　　　　　　B. 发动肌肉运动

    C. 协调随意运动　　　　　　　D. 调节肌梭的敏感性

    E. 调节肌紧张，维持肌群的协调运动

62. 植物神经系统对内脏活动调节的特点　　　　　　　（　　）

    A. 具有紧张性作用　　　　　　B. 副交感神经系统参与应急反应

    C. 所有内脏均有双重支配　　　D. 调节作用与效应器的功能状态无关

    E. 对各个系统交感神经均为兴奋作用，副交感神经均为抑制作用

63. 交感神经系统不具有下列哪一特点　　　　　　　　（　　）

    A. 节前纤维短，节后纤维长　　B. 支配几乎所有脏器

    C. 紧张性活动　　　　　　　　D. 刺激节前纤维时反应比较局限

    E. 在应急反应中活动明显加强

64. 副交感神经系统不具有下列哪一特点　　　　　　　（　　）

    A. 节前纤维长，节后纤维短　　B. 不支配某些脏器

    C. 紧张性活动　　　　　　　　D. 刺激节前纤维时反应比较局限

    E. 在应急反应中活动明显减弱

65. 交感神经节前纤维直接支配的器官是　　　　　　　（　　）

    A. 甲状腺　　　　　　　　　　B. 性腺

    C. 肾上腺皮质　　　　　　　　D. 肾上腺髓质

    E. 汗腺

66. 属于肾上腺素能纤维的是　　　　　　　　　　　　（　　）

    A. 交感神经节前纤维　　　　　B. 副交感神经节后纤维

    C. 副交感神经节前纤维　　　　D. 支配汗腺的纤维

    E. 绝大部分交感神经的节后纤维

67. 不属于胆碱能纤维的是　　　　　　　　　　　　　（　　）

    A. 交感神经节前纤维　　　　　B. 副交感神经节前纤维

    C. 副交感神经节后纤维　　　　D. 支配心脏交感神经节后纤维

    E. 支配汗腺的纤维

68. 交感和副交感神经节前纤维释放的递质是　　　　　（　　）

    A. 肾上腺素　　　　　　　　　B. 去甲肾上腺素

    C. 乙酰胆碱　　　　　　　　　D. 多巴胺

    E. 5 - 羟色胺

69. 交感缩血管纤维末梢释放的递质是 　　　　　　　　　　　　（　　）
    A. 肾上腺素　　　　　　　　　　B. 去甲肾上腺素
    C. 乙酰胆碱　　　　　　　　　　D. 多巴胺
    E. 5 - 羟色胺

70. 交感神经活动增强时，不正确的是 　　　　　　　　　　　　　（　　）
    A. 支气管平滑肌收缩　　　　　　B. 瞳孔扩大
    C. 血管收缩　　　　　　　　　　D. 心肌收缩力增强
    E. 心率加快

71. 交感神经兴奋可引起 　　　　　　　　　　　　　　　　　　　（　　）
    A. 瞳孔缩小　　　　　　　　　　B. 膀胱逼尿肌收缩
    C. 胃排空加快　　　　　　　　　D. 心率加快
    E. 支气管平滑肌收缩

72. 副交感神经兴奋可引起 　　　　　　　　　　　　　　　　　　（　　）
    A. 瞳孔扩大　　　　　　　　　　B. 支气管平滑肌舒张
    C. 胃运动增强　　　　　　　　　D. 骨骼肌血管舒张
    E. 竖毛肌收缩

73. M 受体分布于 　　　　　　　　　　　　　　　　　　　　　　（　　）
    A. 副交感神经节突触后膜上　　　B. 运动终板膜上
    C. 交感神经节突触后膜上　　　　D. 皮肤血管上
    E. 副交感神经节后纤维支配的细胞膜上

74. N_2 受体分布在 　　　　　　　　　　　　　　　　　　　　　（　　）
    A. 交感神经节突触后膜上　　　　B. 运动终板膜上
    C. 交感神经突触后膜　　　　　　D. 副交感神经节后纤维支配的细胞膜上
    E. 以上都不是

75. 某患者与人争吵后服用敌敌畏，引起有机磷中毒，用阿托品治疗无效的症状是
    　　　　　　　　　　　　　　　　　　　　　　　　　　　　　（　　）
    A. 大汗　　　　　　　　　　　　B. 肠痉挛
    C. 心率减慢　　　　　　　　　　D. 肌束颤动
    E. 瞳孔缩小

76. 注射阿托品后，不会出现 　　　　　　　　　　　　　　　　　（　　）
    A. 心率减慢　　　　　　　　　　B. 胃酸分泌减少
    C. 汗腺分泌减少　　　　　　　　D. 支气管平滑肌舒张
    E. 胆囊舒张

77. 剧烈运动时不出现 　　　　　　　　　　　　　　　　　　　　（　　）
    A. 胃液分泌增加　　　　　　　　B. 心率加快
    C. 血压升高　　　　　　　　　　D. 支气管平滑肌舒张
    E. 骨骼肌血流量增加

78. α受体的阻断剂是 （　　）
    A. 乙酰胆碱　　　　　　　　　B. 酚妥拉明
    C. 筒箭毒　　　　　　　　　　D. 普萘洛尔
    E. 阿托品

79. β受体的阻断剂是 （　　）
    A. 乙酰胆碱　　　　　　　　　B. 酚妥拉明
    C. 筒箭毒　　　　　　　　　　D. 普萘洛尔
    E. 阿托品

80. 去甲肾上腺素与α受体结合后产生的效应不包括下列哪项 （　　）
    A. 血管收缩　　　　　　　　　B. 有孕子宫收缩
    C. 扩瞳肌收缩　　　　　　　　D. 小肠平滑肌收缩
    E. 胃肠括约肌收缩

81. 引起皮肤血管收缩的肾上腺素能受体为
    A. α受体　　　　　　　　　　B. β_1受体
    C. β_2受体　　　　　　　　　D. M受体
    E. N_1受体

82. 引起支气管平滑肌舒张的肾上腺素能受体为 （　　）
    A. M受体　　　　　　　　　　B. α受体
    C. β_1受体　　　　　　　　　D. β_2受体
    E. N受体

83. 其效应能使心活动加强的受体 （　　）
    A. M受体　　　　　　　　　　B. α受体
    C. β_1受体　　　　　　　　　D. β_2受体
    E. N受体

84. 可被阿托品阻断的受体是 （　　）
    A. α受体　　　　　　　　　　B. β受体
    C. N受体　　　　　　　　　　D. M受体
    E. N_1受体

85. 可被筒箭毒阻断的受体是 （　　）
    A. α受体　　　　　　　　　　B. β_2受体
    C. N受体　　　　　　　　　　D. M受体
    E. β_1受体

86. 副交感神经对代谢的影响是 （　　）
    A. 促进甲状旁腺素分泌　　　　B. 促进胰高血糖素分泌
    C. 促进糖原分解　　　　　　　D. 促进胰岛素分泌
    E. 促进甲状腺激素的释放

87. 交感神经系统活动的生理意义是 （　　）

    A. 促进肾上腺皮质激素分泌

    B. 动员多器官的潜力，以适应环境的急骤变化

    C. 促进胰岛素分泌

    D. 贮备能量，休养生息

    E. 引起骨骼肌收缩

88. 人体生命的基本中枢位于 （　　）

    A. 脊髓　　　　B. 中脑　　　　C. 脑桥　　　　D. 延髓

    E. 大脑皮层

89. 下丘脑的主要功能不包括 （　　）

    A. 调节水平衡　　　　　　　　B. 管理摄食活动

    C. 调节内分泌活动　　　　　　D. 控制生物节律

    E. 控制躯体运动

90. 形成条件反射的基本条件是 （　　）

    A. 要有适当的无关刺激　　　　B. 要有完整的大脑皮层

    C. 要有非条件刺激　　　　　　D. 非条件刺激出现在无关刺激之前

    E. 无关刺激与条件刺激在时间上结合

91. 关于条件反射的叙述，正确的是 （　　）

    A. 先天获得　　　　　　　　　B. 无个体差异

    C. 无易变性　　　　　　　　　D. 在皮层下中枢即可实现

    E. 反射弧是暂时联系的

92. 下列关于条件反射生物学意义的叙述，哪项是错误的 （　　）

    A. 后天形成，数量无限　　　　B. 具有极大的易变性

    C. 具有高度的适应性　　　　　D. 可脱离非条件反射独立完成

    E. 条件反射建立的过程就是学习记忆的过程

93. 谈论梅子时引起唾液分泌属于 （　　）

    A. 交感神经兴奋所致　　　　　B. 副交感神经兴奋所致

    C. 第一信号系统的活动　　　　D. 第二信号系统的活动

    E. 非条件反射

94. 人类区别于其他动物，主要是 （　　）

    A. 有第一信号系统　　　　　　B. 有第二信号系统

    C. 有条件反射　　　　　　　　D. 有非条件反射

    E. 学习

95. 睁眼视物时主要脑电活动表现是 （　　）

    A. 出现 α 波　　　　　　　　B. 出现 β 波

    C. 出现 θ 波　　　　　　　　D. 出现 δ 波

    E. 其他波

96. 脑电图对于以下哪种疾病的诊断有重要辅助作用 　　　（　　）
　　　A. 癫痫　　　　　　　　　　　B. 精神分裂症
　　　C. 高血压　　　　　　　　　　D. 糖尿病
　　　E. 智力低下

97. 慢波睡眠的主要特点是 　　　（　　）
　　　A. 唤醒阈提高　　　　　　　　B. 生长激素分泌明显增强
　　　C. 脑电波呈去同步化波　　　　D. 眼球出现快速运动
　　　E. 促进精力的恢复

98. 异相睡眠的主要特点是 　　　（　　）
　　　A. 脑电波呈现同步化慢波　　　B. 血压下降
　　　C. 心率减慢　　　　　　　　　D. 做梦
　　　E. 生长激素分泌明显升高

99. 异相睡眠的生理意义是 　　　（　　）
　　　A. 促进生长和体力恢复　　　　B. 促进细胞增殖和成熟
　　　C. 促进记忆和幼儿神经系统成熟　D. 促进食欲和消化
　　　E. 促进脑电图的同步化

100. 下列哪项指标比较适用于检测睡眠的深度 　　　（　　）
　　　A. 体温变化　　　　　　　　　B. 呼吸变化
　　　C. 唤醒阈或脑电波　　　　　　D. 脉搏变化
　　　E. 血压变化

第十一章　内分泌系统

1. 不属于内分泌腺的是 　　　（　　）
　　　A. 肾上腺　　　　　　　　　　B. 甲状腺
　　　C. 胰腺　　　　　　　　　　　D. 垂体
　　　E. 卵巢

2. 人体最重要的内分泌腺是 　　　（　　）
　　　A. 肾上腺　　　　　　　　　　B. 胸腺
　　　C. 甲状腺　　　　　　　　　　D. 垂体
　　　E. 松果体

3. 人体内大多数由内分泌腺释放的激素转送到靶组织的方式是
　　　A. 远距分泌　　　　　　　　　B. 旁分泌
　　　C. 自分泌　　　　　　　　　　D. 神经分泌
　　　E. 内分泌

4. 下丘脑调节肽共有 （　　）
　　A. 7 种　　　　　　　　　　　B. 8 种
　　C. 9 种　　　　　　　　　　　D. 10 种
　　E. 11 种

5. 储存和释放抗利尿激素的是 （　　）
　　A. 肾上腺　　　　　　　　　　B. 甲状腺
　　C. 垂体　　　　　　　　　　　D. 胸腺
　　E. 下丘脑

6. 幼年时生长激素分泌过多会导致 （　　）
　　A. 肢端肥大症　　　　　　　　B. 巨人症
　　C. 黏液性水肿　　　　　　　　D. 侏儒症
　　E. 呆小症

7. 对于生长素作用的叙述，错误的是 （　　）
　　A. 可促进脂肪分解
　　B. 可促进肝脏产生生长素介质
　　C. 对婴幼儿神经细胞生长发育有促进作用
　　D. 可促进蛋白质合成
　　E. 过量可使血糖升高

8. 纠正"水中毒"应补充 （　　）
　　A. 醛固酮　　　　　　　　　　B. 糖皮质激素
　　C. 抗利尿激素　　　　　　　　D. 甲状旁腺激素
　　E. 肾上腺素

9. 下列关于甲状腺激素的作用，哪一项是错误的 （　　）
　　A. 使心跳减慢，收缩力减弱　　B. 适量时可促进蛋白质合成
　　C. 大剂量可促进蛋白质分解　　D. 提高中枢神经系统兴奋性
　　E. 对婴儿神经系统发育极为重要

10. 从生理学的角度看，临床上，甲状腺功能亢进时下列表现错误的是 （　　）
　　A. 体温偏高　　　　　　　　　B. 嗜睡淡漠
　　C. 心率加快，脉压增大　　　　D. 基础代谢率高
　　E. 怕热

11. 下列激素中，哪一种没有促进蛋白质合成的作用 （　　）
　　A. 甲状腺激素　　　　　　　　B. 生长素
　　C. 甲状旁腺素　　　　　　　　D. 胰岛素
　　E. 雄激素

12. 下列关于甲状腺激素对心血管的作用，叙述错误的是 （　　）
　　A. 可增强心肌收缩力　　　　　B. 可使心率加快
　　C. 使收缩压升高，脉压减小　　D. 严重甲亢患者可致心力衰竭

E. 使舒张压降低

13. 关于糖皮质激素的作用，下列哪一项是错误的　　　　　　（　　）
    A. 使淋巴细胞减少　　　　　　　B. 使红细胞数目增加
    C. 增加机体抗伤害刺激的能力　　D. 对水盐代谢无作用
    E. 对正常血压的维持很重要

14. 对肾上腺髓质激素作用的叙述，错误的是　　　　　　（　　）
    A. 心输出量增加　　　　　　　　B. 血压升高
    C. 血糖降低　　　　　　　　　　D. 呼吸加深加快
    E. 肝糖原分解

15. 胰岛素作用不包括　　　　　　（　　）
    A. 促进糖的利用　　　　　　　　B. 促进糖原合成
    C. 促进脂肪分解　　　　　　　　D. 促进蛋白质合成
    E. 促进糖异生

16. 影响神经系统发育最重要的激素是　　　　　　（　　）
    A. 肾上腺素　　　　　　　　　　B. 甲状腺激素
    C. 生长素　　　　　　　　　　　D. 胰岛素
    E. 醛固酮

17. 关于肾上腺皮质激素的分泌，下列哪一项叙述是正确的　　（　　）
    A. 束状带主要分泌糖皮质激素　　B. 束状带主要分泌盐皮质激素
    C. 网状带主要分泌糖皮质激素　　D. 球状带主要分泌性激素
    E. 球状带分泌糖皮质激素

18. 糖皮质激素本身没有缩血管效应，但能加强去甲肾上腺素的缩血管作用，这称
为　　　　　　（　　）
    A. 协同作用　　　　　　　　　　B. 致敏作用
    C. 增强作用　　　　　　　　　　D. 允许作用
    E. 竞争性抑制作用

19. 长期使用糖皮质激素的患者不可能出现下列哪种表现　　（　　）
    A. 失眠　　　　　　　　　　　　B. 胃酸分泌减少
    C. 向心性肥胖　　　　　　　　　D. 糖尿
    E. 嗜睡

20. 不属于类固醇类的激素是　　　　　　（　　）
    A. 肾上腺素　　　　　　　　　　B. 皮质醇
    C. 醛固酮　　　　　　　　　　　D. 性激素
    E. 抗利尿激素

21. 不影响糖代谢的激素是　　　　　　（　　）
    A. 甲状腺激素　　　　　　　　　B. 糖皮质激素
    C. 甲状旁腺素　　　　　　　　　D. 生长素

    E. 胰岛素

22. 由肾上腺皮质球状带分泌的是 （   ）
    A. 糖皮质激素   B. 醛固酮
    C. 抗利尿激素   D. 性激素
    E. 生长素

23. 由肾上腺皮质束状带分泌的是
    A. 糖皮质激素   B. 醛固酮
    C. 抗利尿激素   D. 性激素
    E. 生长素

24. 由肾上腺皮质网状带分泌的是 （   ）
    A. 糖皮质激素   B. 醛固酮
    C. 抗利尿激素   D. 性激素
    E. 生长素

25. 由腺垂体分泌的是 （   ）
    A. 糖皮质激素   B. 醛固酮
    C. 抗利尿激素   D. 性激素
    E. 生长素

26. 由下丘脑分泌的是
    A. 糖皮质激素   B. 醛固酮
    C. 抗利尿激素   D. 性激素
    E. 生长素

27. 可产生向心性肥胖的激素是 （   ）
    A. 甲状腺激素   B. 生长激素
    C. 胰岛素   D. 糖皮质激素
    E. 催产素

28. 可引起呆小症的激素是 （   ）
    A. 甲状腺激素   B. 催产素
    C. 胰岛素   D. 糖皮质激素
    E. 生长素

29. 可引起糖尿病的激素是 （   ）
    A. 甲状腺激素   B. 生长激素
    C. 胰岛素   D. 糖皮质激素
    E. 催产素

30. 可引起巨人症的激素是 （   ）
    A. 甲状腺激素   B. 催产素
    C. 胰岛素   D. 糖皮质激素
    E. 生长素

31. 可引起侏儒症的激素是 （　　）
    A. 甲状腺激素
    B. 生长激素
    C. 胰岛素
    D. 糖皮质激素
    E. 催产素

32. 可使心肌收缩力增强的激素是 （　　）
    A. 生长素
    B. 醛固酮
    C. 甲状腺激素
    D. 胰岛素
    E. 胰高血糖素

33. 以下哪项不是甲亢患者的表现 （　　）
    A. 心动过速
    B. 记忆力减退
    C. 怕热多汗
    D. 食欲增强
    E. 失眠

34. 甲状腺除分泌甲状腺激素外，还可分泌 （　　）
    A. 甲状旁腺素
    B. 降钙素
    C. 促甲状腺激素
    D. 催乳素
    E. 催产素

35. 甲状腺激素能降低 （　　）
    A. 血糖
    B. 耗氧量
    C. 血浆胆固醇水平
    D. 心肌收缩力
    E. 心输出量

36. 肾上腺皮质分泌的激素不包括 （　　）
    A. 盐皮质激素
    B. 雄激素
    C. 糖皮质激素
    D. 雌激素
    E. 肾上腺素

37. 醛固酮属于 （　　）
    A. 肾上腺髓质激素
    B. 盐皮质激素
    C. 糖皮质激素
    D. 性激素
    E. 调节肽

38. 以下哪项是甲状腺功能低下患者的表现 （　　）
    A. 心动过速
    B. 失眠
    C. 怕热多汗
    D. 食欲增强
    E. 记忆力减退

39. 甲状腺激素由甲状腺分泌后经血液循环运送到骨骼、肌肉、神经组织，调节其生长发育代谢。此种传递方式称 （　　）
    A. 自分泌
    B. 神经分泌
    C. 远距分泌
    D. 旁分泌
    E. 调节性分泌

40. 下列关于激素的说法错误的是 （　　）
    A. 由内分泌腺或内分泌细胞分泌   B. 有生物活性
    C. 浓度低但作用强   D. 可由神经细胞分泌
    E. 必须经血液循环运输发挥作用

第十二章　生殖系统

1. 生殖器官包括 （　　）
    A. 主性器官   B. 附性器官
    C. 主性器官和附性器官   D. 主性器官和副性征
    E. 主性器官、附性器官和副性征

2. 关于睾丸功能的描述，错误的是 （　　）
    A. 产生精子并分泌性激素
    B. 生精细胞生成精子
    C. 睾丸间质细胞分泌雄激素
    D. 支持细胞对生精细胞有营养和支持作用
    E. 睾丸分泌的睾酮对下丘脑 – 腺垂体分泌有促进作用

3. 关于雄激素的生理作用，错误的是 （　　）
    A. 刺激睾丸生长发育
    B. 激发男性副性征出现
    C. 刺激骨髓造血使红细胞增多
    D. 促进蛋白质的合成及肌肉、骨骼的生长
    E. 刺激生精小管产生精子

4. 睾酮的分泌部位是 （　　）
    A. 生精细胞   B. 支持细胞
    C. 间质细胞   D. 颗粒细胞
    E. 精原细胞

5. 正常妇女体内的雌激素主要是 （　　）
    A. 雌酮   B. 雌二醇
    C. 雌三醇   D. 绒毛膜促性腺激素
    E. 孕酮

6. 使子宫内膜出现增殖期变化的激素是 （　　）
    A. 绒毛膜促性腺激素   B. 卵泡刺激素
    C. 孕激素   D. 雌激素
    E. 黄体生成素

7. 使子宫内膜出现分泌期变化的激素是 （ ）
   A. 绒毛膜促性腺激素
   B. 卵泡刺激素
   C. 孕激素
   D. 雌激素
   E. 黄体生成素

8. 雌激素和孕激素的共同之处是 （ ）
   A. 使子宫内膜增殖、变厚
   B. 使子宫内膜腺体分泌
   C. 刺激机体产热
   D. 加强子宫平滑肌收缩
   E. 抑制输卵管运动

9. 妊娠后期血中高浓度的雌激素和孕激素来自 （ ）
   A. 肾上腺皮质
   B. 卵巢
   C. 妊娠黄体
   D. 胎盘
   E. 卵泡

10. 引起卵巢排卵的激素是 （ ）
    A. 雌激素
    B. 孕激素
    C. 黄体生成素
    D. 卵泡刺激素
    E. 促性腺激素释放激素

11. 可用来诊断早期妊娠的激素是 （ ）
    A. 雌激素
    B. 孕激素
    C. 人绒毛膜促性腺激素
    D. 孕酮
    E. 黄体生成素

12. 下列哪项组织不能合成雌激素 （ ）
    A. 卵巢
    B. 黄体
    C. 胎盘
    D. 肾上腺皮质
    E. 肾上腺髓质

13. 排卵发生的时间是 （ ）
    A. 基础体温最高时
    B. 分泌期末
    C. 月经
    D. 增生期末
    E. 月经前期

14. 子宫内膜脱落引起月经的原因是 （ ）
    A. 血中雌激素浓度高
    B. 血中孕激素浓度低
    C. 血中雌激素、孕激素浓度高
    D. 血中雌激素、孕激素浓度都低
    E. 血中卵泡刺激素浓度高

15. 关于月经周期的变化，下列叙述正确的是 （ ）
    A. 增殖期卵泡生长发育并分泌雌激素，促使子宫内膜增生变厚
    B. 排卵后黄体分泌卵泡刺激素和大量黄体生成素

C. 卵泡刺激素特别是黄体生成素，使子宫内膜更增厚，腺体分泌

D. 月经期黄体已萎缩，血中黄体生成素、卵泡刺激素突然降低，子宫内膜脱落出血

E. 下丘脑分泌卵泡刺激素减少，常引起月经周期紊乱

16. 既可引起正反馈，又可引起负反馈的激素是　　　　　　　　　　　（　　）

    A. 雌激素　　　　　　　　　　　B. 孕激素

    C. 睾酮　　　　　　　　　　　　D. 促卵泡激素

    E. 黄体生成素

17. 关于正常月经周期中性激素变化的叙述，错误的是　　　　　　　　（　　）

    A. 雌激素有两次高峰

    B. 雌激素对下丘脑的正反馈作用造成黄体生成素的高峰

    C. 黄体生成素可促使黄体细胞分泌孕激素

    D. 孕激素在排卵后 7~8 天达到高峰

    E. 孕激素有两次高峰

18. 妊娠时，使月经黄体发育成妊娠黄体的激素是　　　　　　　　　　（　　）

    A. 孕酮　　　　　　　　　　　　B. 黄体生成素

    C. 雌激素　　　　　　　　　　　D. 卵泡刺激素

    E. 人绒毛膜促性腺激素

19. 关于卵巢的功能，错误的是　　　　　　　　　　　　　　　　　　（　　）

    A. 产生卵子并分泌性激素

    B. 卵泡分泌雌激素

    C. 黄体分泌孕激素和雌激素

    D. 性激素在排卵时随卵泡液排出

    E. 卵巢能分泌少量雄激素

20. 关于雌激素生理作用的叙述，下列哪一项是错误的　　　　　　　　（　　）

    A. 使输卵管平滑肌活动增强

    B. 促进子宫内膜增生、腺体分泌

    C. 促进乳腺发育

    D. 促进蛋白质的合成

    E. 激发女性副性征的出现并维持之

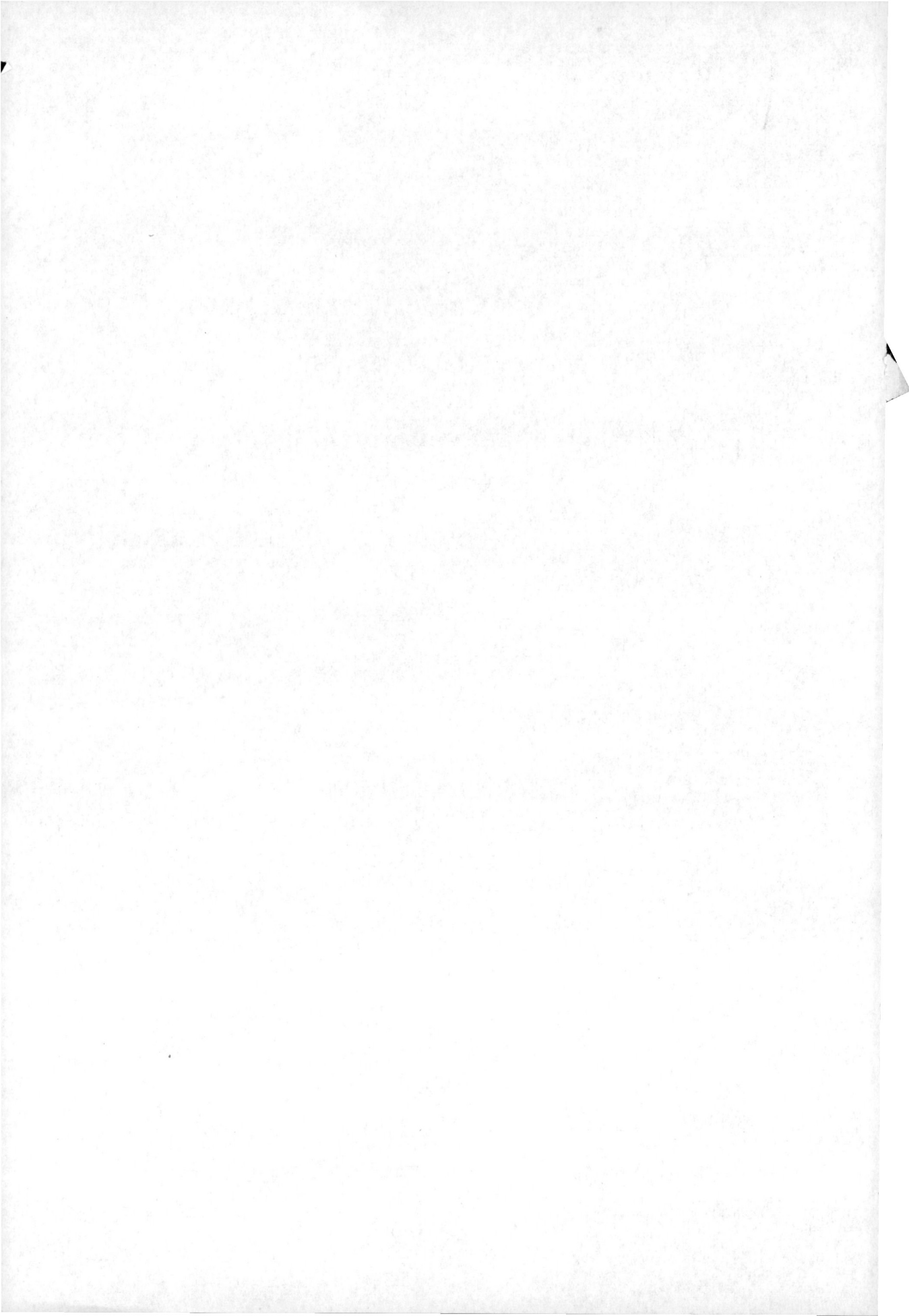